汉竹编著●健康爱家系列

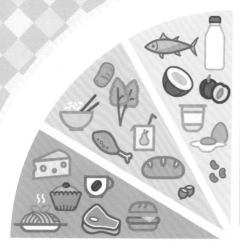
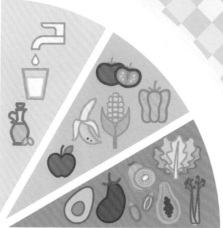

儿童营养食疗餐

崔霞 著

汉竹图书微博
http://weibo.com/hanzhutushu

江苏凤凰科学技术出版社

全国百佳图书出版单位

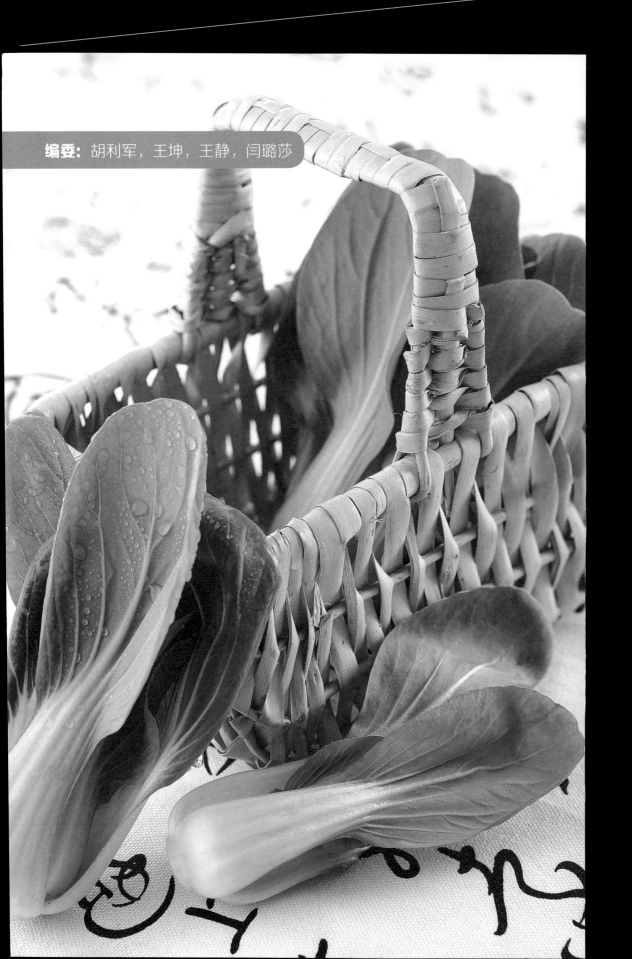

编委: 胡利军，王坤，王静，闫璐莎

前言

宝宝挑食,蔬菜、水果不爱吃,怎么办?

宝宝经常生病,尤其换季的时候,有避免的方法吗?

好几天才拉一次大便,特干,宝宝脸都弊红了,好心疼。

怎么护理能让生病宝宝好得快?

······

不用慌,爸爸妈妈关心的问题、难解的迷惑,本书会给出答案。
宝宝吃饭总挑食,容易生病,不长个,是很多妈妈心里的痛。针对挑食宝宝,儿科医生就有改善的小妙招哦。本书不仅有理论的指导,还有具体菜谱的制作,让宝宝吃得香、吃得好。妈妈最担心的就是宝宝生病,可是如何避免宝宝生病呢?碰到宝宝感冒、咳嗽,该如何护理才能让宝宝好得快?吃些什么有助于宝宝恢复健康呢······爸爸妈妈一定要按照本书备上几招,关键时刻才不会乱了阵脚。

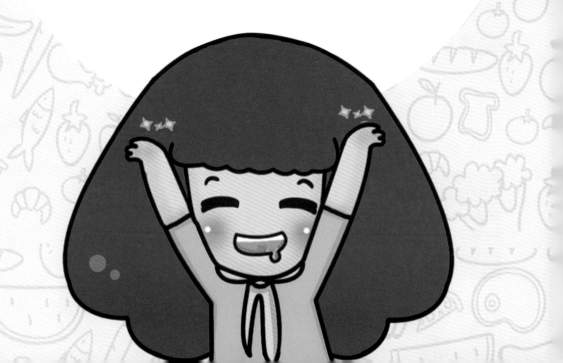

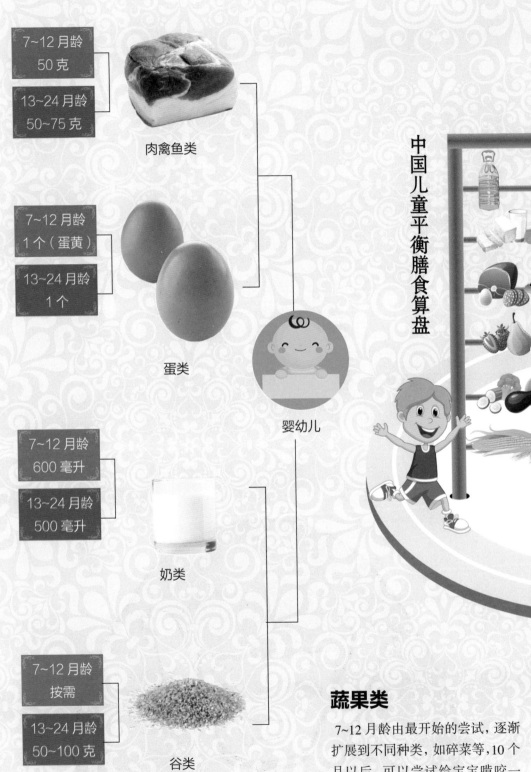

中国儿童平衡膳食算盘

7~12 月龄
50 克

13~24 月龄
50~75 克

肉禽鱼类

7~12 月龄
1 个（蛋黄）

13~24 月龄
1 个

蛋类

7~12 月龄
600 毫升

13~24 月龄
500 毫升

奶类

7~12 月龄
按需

13~24 月龄
50~100 克

谷类

婴幼儿

蔬果类

7~12 月龄由最开始的尝试，逐渐扩展到不同种类，如碎菜等，10 个月以后，可以尝试给宝宝啃咬一些较软的水果和煮熟的土豆。

注：以上单位均为儿童每天摄入量。

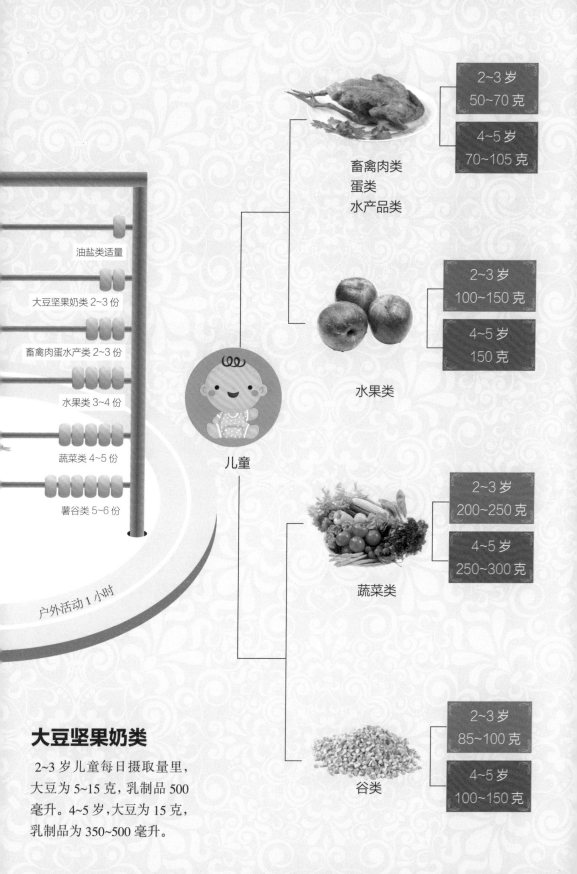

畜禽肉类
蛋类
水产品类

2~3 岁
50~70 克

4~5 岁
70~105 克

水果类

2~3 岁
100~150 克

4~5 岁
150 克

蔬菜类

2~3 岁
200~250 克

4~5 岁
250~300 克

谷类

2~3 岁
85~100 克

4~5 岁
100~150 克

儿童

油盐类适量

大豆坚果奶类 2~3 份

畜禽肉蛋水产类 2~3 份

水果类 3~4 份

蔬菜类 4~5 份

薯谷类 5~6 份

户外活动 1 小时

大豆坚果奶类

　2~3 岁儿童每日摄取量里，大豆为 5~15 克，乳制品 500 毫升。4~5 岁，大豆为 15 克，乳制品为 350~500 毫升。

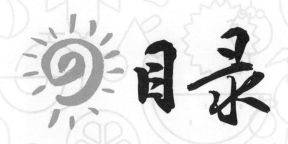

目录

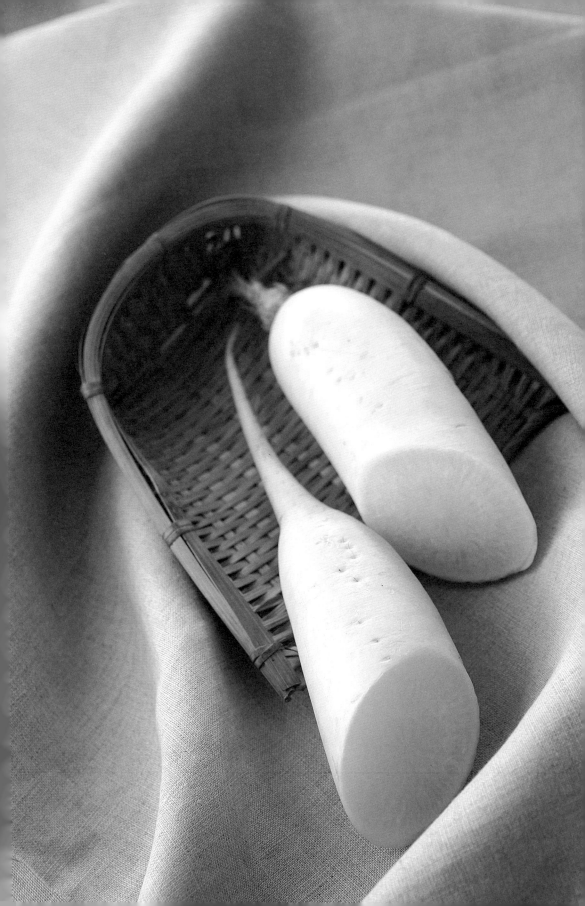

Dairy Fruit Grains Vegetables Proteins

第一章 儿童食疗，怎么做最健康

宝宝在2周岁以前，最好根据不同月龄发育的特点，有针对性地提供食物，并在逐渐增加种类的同时让宝宝慢慢适应食物，增加营养，以便很好地吸收。2周岁后，旨在培养宝宝科学的饮食习惯，不挑食不厌食，为今后的健康成长打下良好的基础。

分龄喂养，宝宝更健康

婴儿出生后第一口食物是母乳，坚持母乳喂养，有利于预防宝宝过敏，也能减少体重下降以及低血糖等症状的发生，还可提高宝宝的抵抗力。如果条件允许，尽量坚持在婴儿出生 6 个月内进行纯母乳喂养，能降低婴幼儿感染性疾病发生的风险。建议 2 岁之前进行母乳喂养。在一定月龄内，可以给予婴儿维生素 D 和维生素 K 的补充。在婴幼儿成长到 6 个月以后，就可以通过添加辅食来增加营养了。

7~9 个月

婴儿满 6 个月时，先给予少量、细腻、稀释的食物，逐渐增量、加粗、变稠食用，每种辅食适应 3 周，观察有无不良反应，如呕吐、腹泻等。

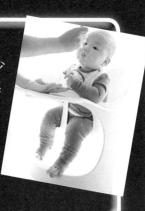

10~12 个月

随着月龄的增长，宝宝所需的营养越来越多地依靠辅食，这个阶段可以增加辅食的种类，而且此时宝宝的牙齿开始长出，食物可以不用过分碎、软，可以增加块状食物，培养咀嚼能力。
。

7~9 个月宜吃忌吃

选择强化铁的婴儿米粉、肉泥、肝泥、蔬菜汁、蔬菜泥等，逐渐可喂烂面条、猪肉末、碎菜、水果粒。忌食用鲜奶、酸奶、奶酪等食物。

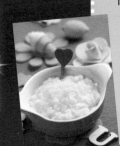

10~12 个月宜吃忌吃

可以给予稠粥、软饭、馒头等食物，尝试碎菜或香蕉、煮熟的土豆、山药等。可以把切成块的奶酪少量给宝宝尝试，要观察是否过敏，但不可代替母乳。

13~24 个月

在逐渐养成进餐的兴趣后，可以锻炼宝宝自己吃饭，给宝宝配上自己的小勺和小碗，食物从少到多，一开始可能撒落较多，此时要鼓励宝宝自己吃饭，慢慢就会熟练。可以安排宝宝和大人一起吃饭，并在每顿饭之间加餐一次。可以尝试啃咬稍稍有点硬的水果片或大块软面的蔬菜。

13~24 个月宜吃忌吃

宝宝正餐可以吃大人的饭，要做软一些，少油、少盐，调味料尽量不要放，以免加重宝宝肾脏负担。鲜奶、酸奶、奶酪等可作为辅食，但要少食。

学龄前儿童

2~6 岁儿童就是我们常说的学龄前儿童，这时应养成孩子规律且良好的进餐习惯，均衡营养，不偏食，不挑食，除和大人一起进食的三餐外，可以在三餐之间给予两次加餐，但应以奶类、水果、面点、蛋类等健康食物为主。

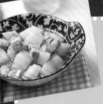

学龄前儿童宜吃忌吃

这个年龄段的儿童一般的食材都可以食用，但要尽量少选煎炸等烹饪方式。鼓励孩子每天饮用 300~400 毫升奶类。可以选奶制品、坚果、水果等健康食物作为零食。尽量避免食用含糖饮料、膨化食品。

学龄儿童宜吃忌吃

科学选择食材和烹饪方式，谷物、蔬菜、豆制品等合理搭配。鼓励孩子每天饮用 300 毫升以上奶类。6~10 岁孩子每天饮水 800~1000 毫升。尽量避免食用含糖饮料。

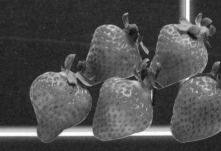

学龄儿童

6 岁以后是儿童智力和体格发育的关键时期，要保证营养均衡而全面。妈妈要摸清孩子的饮食习惯，要选择不同的烹饪方法保证孩子不挑食、不偏食，平时可以让孩子参与到选食材、烹饪食材的过程中来。

孩子的饭该怎么做

给孩子做饭要少油、少糖、少盐、不辛辣，也就是口味比较清淡。从营养学角度讲，清淡饮食最能体现食物的真味，最大程度地保存食物的营养成分。婴幼儿是味蕾发育和口味偏爱形成的关键时期，要让孩子从小体会并享受各种食物的原味。

盐要少

每天总用盐不超过 2.5 克（一小勺）。放盐的菜肴主要是禽畜肉类、蔬菜、蛋类能不放就不放。有的海产品还需浸泡去盐，如海米、虾皮等。不要给幼儿吃咸鱼和腌制品，更不能吃咸菜。

少放油

过于油腻、黏滞的食物对幼儿而言，难以消化，易引起消化不良、腹泻，且影响钙质吸收，甚至导致超重、肥胖等。
适合幼儿的烹调油有橄榄油、核桃油、葵花籽油、菜籽油、玉米油、大豆油。

加盐小窍门

做菜快出锅时或关火时再放盐，这样盐附在菜表面，宝宝吃起来有味道、口感好，而实际上盐放得也并不多，还能避免碘挥发。

加油小窍门

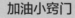

给小朋友做菜，一定要少放油，做到不粘锅就可以了，油也不要烧得过热。幼儿不宜吃动物油、蚝油及各种调和油，过敏体质的宝宝不宜吃花生油。

少放糖

刻意追求食物的美味而添加调味品，反而会刺激宝宝的味蕾。糖吃得太多，会大大增加宝宝龋齿的风险，同时也会伤及脾胃消化机能，影响食欲，对身体健康也极为不利。因此，为了限制孩子对糖分的摄入，做饭时尽量少添加糖。

糖水、饮料要少喝

糖水、饮料要少给宝宝喝，宝宝如果渴了，白开水就是最好的饮料。

少吃油炸食品

油炸食品热量高，脂肪含量高，过多食用容易引起小儿消化不良。如一餐吃得过多，易影响到下一餐的摄食。长期食用会引起小儿肥胖。小儿肥胖会加重小儿心血管系统负担，可能引起小儿糖尿病，成年后患高血压、心脏病的概率比同龄人要高很多。另外煎炸过程中会产生有毒和致癌物质。

幼儿食用油炸食品的不适症状

幼儿食用油炸食品后会感觉咽喉干涩或发炎，有的孩子会出现口气重、睡眠不安、指甲根部长倒刺、嘴唇殷红或干裂等。

其他调味料，能不放就不放

茴香、辣椒、胡椒粉、味精、芥末、辣酱等最好不用，辣椒等香辛调味品过于刺激肠蠕动，易导致消化机能失调，出现腹泻或便秘、上火、急躁等。

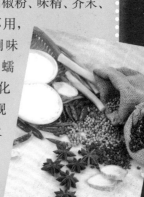

有限调味料做出美味

幼儿能用的调料有限，可用少量葱、姜、蒜、醋、酱油、花椒、大料、淀粉和酵母。酱油最好用幼儿专用酱油，要少放，而且放了酱油就不要再放盐了。花椒、大料不可用花椒面和大料面代替，因为花椒和大料调味后可以去掉。

食物搭配有讲究

给孩子的膳食应该多样化。合理的膳食核心是"杂食"。肉类中含有谷胱甘肽，可以保护抗坏血酸。在宝宝 7~8 个月的时候，就可以吃用碎菜和肉末混合做成的粥、烂面等辅助食物。对于刚添加辅食的宝宝来说，水果可以做成各种水果泥，稍大一些的宝宝可以将水果洗干净后直接食用。食谱要荤素搭配、甜咸搭配、粗细搭配、干稀搭配，少吃甜食、油炸食品和过咸食品。饮食要有节制，尤其是节假日期间，限制生冷食物及饮料的摄入，防止伤及脾胃。

谷类为主

可以将玉米面与白面发酵后，加工成小菜团子、松软小窝头（加蜂蜜、奶粉）、金银蛋卷等。用各种杂粮制作八宝粥、燕麦粥、山药粥、红薯粥、南瓜粥等。

蔬菜与水果

部分含视黄醇、胡萝卜素高的蔬菜呈橙绿色，如小白菜、茴香、菠菜、韭菜、南瓜等。含视黄醇、胡萝卜素高的菜可防止夜盲。水果易消化，维生素 C 含量高，能保护牙齿、骨骼、肌肉、血管的正常功能，促进伤口愈合。

谷物小贴士

3~6 岁儿童每天食用谷类 180~225 克。较小的宝宝可以做成面条和疙瘩汤，用番茄炒出汤汁后加水煮成汤后下面条。

蔬果小贴士

菜量较主食略多，在 200~250 克。蔬菜尽量急火快炒。不要把菜煮过后捞出或挤去菜汁后炒，否则营养成分会大量丢失。烹调蔬菜或其他食品时可加少量淀粉，能防止抗坏血酸被破坏。

肉类及豆类食品

可以合成人体细胞和组织以及酶激素和抗体等物质，参与调节身体的生理机能。肉类食品含有丰富的蛋白质，对于刚添加辅食的宝宝来说，可以做成各种肉粥、蛋羹、肉泥等，大一些的宝宝可以直接炖或蒸着吃。

肉类、豆类食品小贴士

肉肝鱼每日 ≤ 70 克，但应在 50 克左右，豆制品 20~30 克，每日 1 袋奶，每 100 毫升奶含 100 毫克钙，并含有多种氨基酸，易被人体吸收、利用。

糖及调味品

糖是提供热量的食品，日用量应不超过 15 克。需要注意的是，不宜给婴幼儿食用蜂蜜，可能会引起婴儿肉毒梭菌中毒。另外，洋葱、大蒜、辣椒等也不要给宝宝食用，容易引起胃灼热、消化不良。

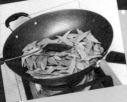

烹饪多用蒸、炖、煮、炒

给宝宝做饭最常用的烹饪手法就是煮、炖、蒸、煲、炒和水煎。家庭烹饪时最好使用铁制或铝制的锅、铲等炊具，不要使用铜制炊具。

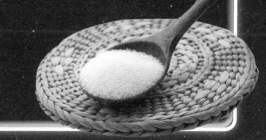

蒸法好处多

蒸法保持了菜肴的原形、原汁、原味，蒸出来的菜肴所含油脂少，且能在很大程度上保存菜的各种营养素。蒸菜所含的多酚类营养物质，如黄酮类的槲皮素等含量显著地高于其他烹调方法。

"蒸"被公认是最能保留食物营养价值的一种烹饪方法。同时，蒸的食物相对更软、更烂，有助于消化。最好等水煮沸后再将食材放入锅中蒸，关火后不要着急取出食物，可以利用余温再蒸一会。

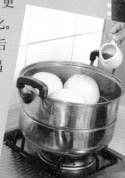

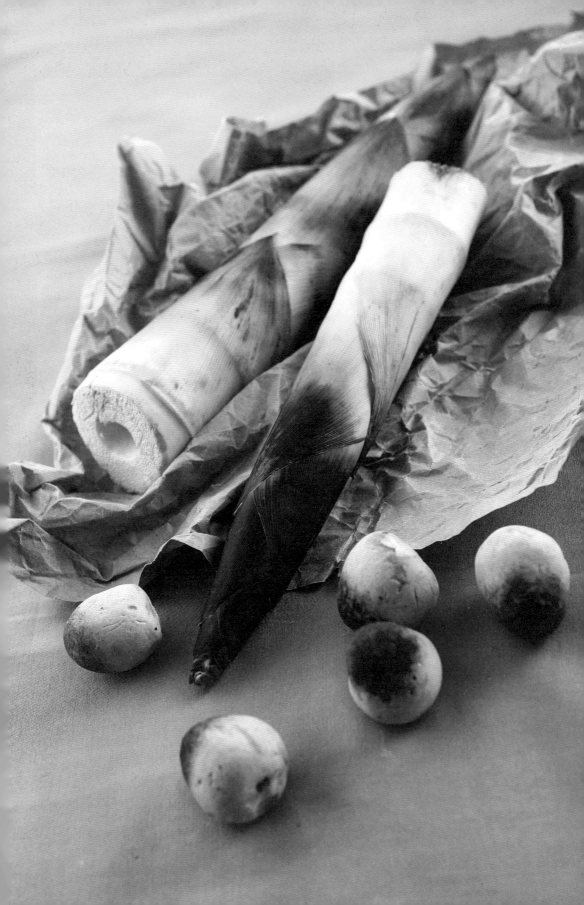

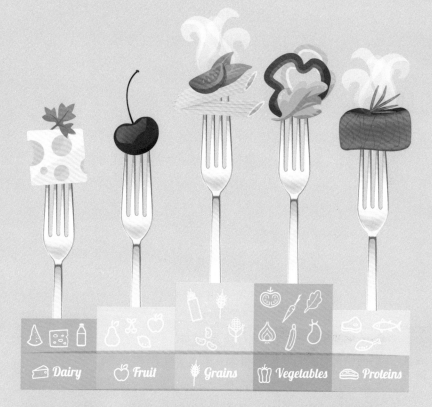

Dairy　Fruit　Grains　Vegetables　Proteins

第二章　爱生病的宝宝先调体质

小儿体质是在先天禀赋和后天各种外在因素，以及自身调节的基础上
形成的阴阳消长的特殊状态，不仅与先天禀赋有关，更与后天保健、
养育、教育、饮食、环境等因素密切相关。小儿体质正常与否，与疾病
发生发展关系密切，常常影响到儿童生长发育和智力发育。小儿常见
中医体质分为：平和质、气虚质、阳虚质、阴虚质、痰湿质、湿热质。

平和质，宝宝最健康

特　　征： 这类孩子食欲正常，饮食量按期增加。自我调节能力强，进食寒、热等食品，体内阴阳能自行调和，不会出现明显不适。体形匀称健壮，面色、肤色润泽，目光有神，精力充沛，睡眠、食欲良好，大小便正常，平时患病较少。

饮食调养： 饮食应有节制，不要过饥、过饱，不吃过冷、过热食物，粗细粮要合理搭配，少食过于油腻及辛辣之物。

气虚质，宝宝易疲乏

特　　征： 这类孩子表现得没精神，肌肉松软，安静少动，讲话声音低弱，出汗多，活动后易累，易感冒，面色苍白或萎黄，大便溏软或夹有不消化食物残渣。舌色淡，舌体胖有齿痕，苔薄白。

饮食表现： 食欲不佳，食量偏少，偏食，挑食，自我调节能力差，饮食量稍多即觉腹部不适，喜食甜食、咸食。

饮食调养： 多食鸡肉、白扁豆、香菇、山药、百合、红枣等，少食耗气食物，如空心菜、生萝卜等。

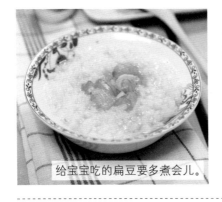

给宝宝吃的扁豆要多煮会儿。

山药扁豆粥

材料： 白扁豆15克，粳米、山药各30克，白糖适量。

做法： 先将山药洗净，去皮切片，备用。再煮至粳米、白扁豆半熟；加入山药片煮粥，加白糖即可。

功效： 益气健脾，调中固肠。适合于大便不成形、次数多的宝宝。

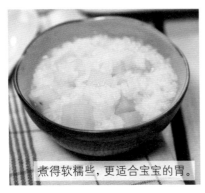

煮得软糯些，更适合宝宝的胃。

土豆粥

材料： 土豆、粳米各100克。

做法： 土豆去皮，清洗干净，切成小块，和粳米共煮成粥。

功效： 土豆味甘、性平，具有健脾和中、益气调中的功效，此粥适用于胃燥、胃痛、便秘等。

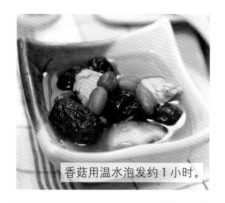

香菇用温水泡发约1小时。

香菇炖鸡

材料： 香菇、红枣、花生各15克，鸡肉100克，盐、姜片各适量。

做法： 将香菇泡发，红枣洗净去核，鸡肉洗净切块，花生洗净，共放于锅内，加水、盐、姜片，共炖。炖至鸡肉熟烂，花生熟透。

功效： 益气血，健脾胃。适合易感多汗的宝宝。

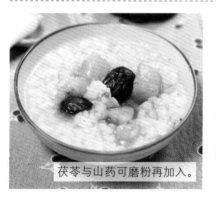

茯苓与山药可磨粉再加入。

茯苓红枣山药粥

材料： 茯苓、山药各20克，红枣2颗，粳米50克，红糖适量。

做法： 红枣去核，与茯苓、山药、粳米同煮成粥，加适量红糖调味即可。

功效： 补脾益胃，渗湿止泻。脾胃气虚、食少便溏、体倦乏力的宝宝可经常食用。

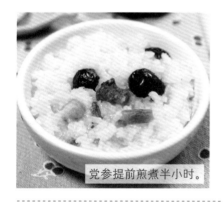

党参提前煎煮半小时。

参枣糯米饭

材料： 糯米100克，党参5克，红枣5颗，白糖适量。

做法： 糯米洗净，加适量水，放入红枣、党参，蒸成饭，食前加入适量白糖。

功效： 具有健脾益气作用，适用于体虚气弱、乏力倦怠的宝宝。

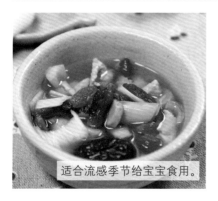

适合流感季节给宝宝食用。

黄芪炖鸡

材料： 鸡肉150克，黄芪15克，红枣、枸杞子各10克，葱段、姜片、盐各适量。

做法： 鸡肉切块，加水，大火煮开，撇浮沫，加黄芪、红枣、葱段和姜片，加盖，大火煮至上汽后转小火炖1小时，起锅前加枸杞子和盐，煮5分钟。

功效： 补气健脾，益肺止汗。能增强体质，抗病毒。适合易感多汗、体虚乏力的宝宝。

阳虚质，宝宝不耐寒

特　　征： 这类孩子肌肉不健壮，常手脚发凉，胃脘部、背部或腰膝部怕冷，口唇淡白，嗜睡，大便稀溏，小便颜色清而量多，夜尿次数较多。舌淡胖，苔白，边有齿痕。

饮食表现： 吃或喝凉的食物感到不舒服，进食过程中容易腹痛。少吃绿豆、苦瓜、螃蟹、鸭肉等凉性食物。

饮食调养： 宜进食温热食物，如羊肉、牛肉、桂圆、红枣等。

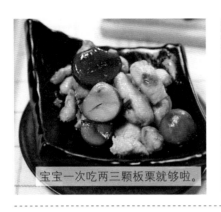

宝宝一次吃两三颗板栗就够啦。

板栗烧鸡

材料： 鸡腿 200 克，板栗 100 克，老抽、生抽、盐各适量。

做法： 鸡腿剁块，板栗剥皮；炒锅放油，五成热时放鸡块；倒开水，焖 10 分钟；倒板栗，继续焖 15 分钟；倒老抽、生抽、盐，加热至汤汁略少。

功效： 温阳补虚。

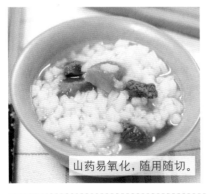

山药易氧化，随用随切。

山药羊肉粥

材料： 山药、羊肉、粳米各 200 克。

做法： 山药洗净、去皮，切成小块，羊肉去筋膜切块，备用；将粳米下锅，加水，大火煮开转小火，待米开花时，先下羊肉，煮沸 20 分钟后，再将山药下锅，煮至汤稠肉香即可。也可以加调味料。

功效： 暖脾胃，散风寒，增食欲。

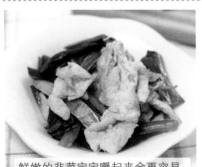

鲜嫩的韭菜宝宝嚼起来会更容易。

韭菜炒鸡蛋

材料： 鸡蛋 2 个，韭菜 50 克，盐适量。

做法： 韭菜洗净控水，切段，鸡蛋打散；油锅烧热，倒蛋液，轻轻转动锅，使鸡蛋液摊匀，小火煎至金黄后煎另一面；放韭菜与鸡蛋一起炒熟，关火，调入盐翻炒均匀后即可出锅。

功效： 补肾温阳，润肠通便。

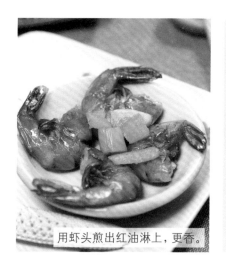

用虾头煎出红油淋上，更香。

红焖大虾

材料：大虾4只，葱段、姜片、蒜瓣、花椒、盐各适量。

做法：大虾挑除虾线，去虾头；油锅烧热，下葱段、姜片、蒜瓣和花椒，大火爆香，下大虾翻炒，加适量盐继续翻炒，盖上盖子中小火焖3分钟即可。

功效：虾富含蛋白质、脂肪、碳水化合物、谷氨酸、糖类、维生素 B_1、维生素 B_2、烟酸和钙、磷、铁、硒等矿物质，其中谷氨酸含量最多。具有温补肾阳的作用。

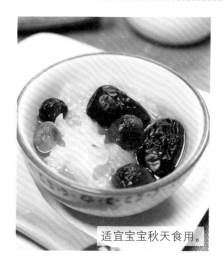

适宜宝宝秋天食用。

桂圆红枣银耳汤

材料：桂圆25克，红枣、莲子各30克，银耳5克，冰糖适量。

做法：银耳用水泡发，洗净撕成小朵；红枣切开去核；桂圆去外壳后，浸泡，去核；将桂圆、红枣、银耳倒入高压锅中，加入水，倒入冰糖，盖上锅盖，大火烧上汽后改小火，压20~25分钟即可。

功效：温阳，补心脾，益气血。

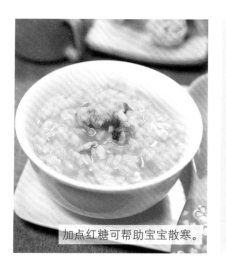

加点红糖可帮助宝宝散寒。

核桃粥

材料：粳米100克，核桃10克。

做法：粳米淘洗干净，核桃仁洗净，拍碎，放锅内，加入适量的水，煮熟即可。

功效：温阳健脾，纳气归肾。

阴虚质，宝宝易口咽干

特　　征：这类孩子体形多瘦长，手脚心发热，面颊潮红，眼干，口干，皮肤干燥，大便干结，性情急躁，易发脾气，入睡难，睡觉易惊醒，夜间啼哭，怕热，睡着时容易踢被子，舌质偏红，苔少或剥脱。

饮食表现：喜饮水，愿意吃粥食，不愿吃干燥硬物。

饮食调养：可多食百合、鸭肉、银耳、绿豆、冬瓜、红豆、荸荠等甘凉滋润之品，少食羊肉、辣椒等温燥之品，不吃煎炸食品。

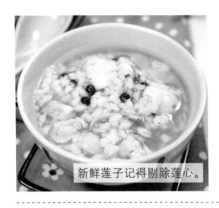

新鲜莲子记得剔除莲心。

百合莲子红豆粥

材料：粳米100克，百合干、莲子、红豆各25克，冰糖适量。

做法：粳米浸泡半小时；红豆提前泡好；锅中放水，先放红豆、粳米、百合干烧开后，再放入莲子，改用中火继续熬煮至熟，最后放入冰糖。

功效：润肺、滋阴、清心安神，能润燥止咳。

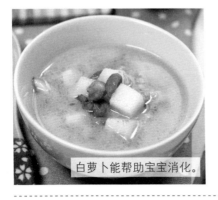

白萝卜能帮助宝宝消化。

萝卜炖鸭块

材料：鸭肉200克，白萝卜100克，料酒、盐、姜片、蒜瓣、枸杞子各适量。

做法：鸭肉切小块，白萝卜切大块；锅里放油，炒鸭块5分钟，放料酒、姜片和白萝卜略炒；加水烧开，加盐、蒜瓣、枸杞子，中小火炖40分钟。

功效：滋阴养胃，增强人体免疫力。

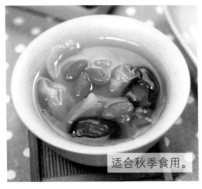

适合秋季食用。

冰糖银耳汤

材料：银耳50克，枸杞子10克，红枣5颗，冰糖适量。

做法：银耳泡发，撕小朵；锅中加水，将银耳与红枣一起下锅，大火烧开转小火熬煮1小时；加枸杞子，熬煮20分钟，出锅前加冰糖搅化。

功效：滋阴润肺。

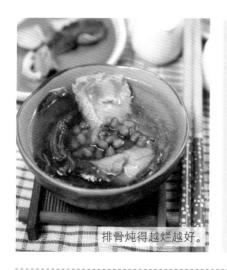

排骨炖得越烂越好。

绿豆海带排骨汤

材料： 猪排骨 300 克，海带、绿豆各 100 克，姜片、盐各适量。

做法： 海带、绿豆提前泡发；排骨切小块，洗净，焯水后捞出来冲去浮沫，加入姜片、适量水大火煮开后小火炖至五成熟；将海带、绿豆放入汤中，小火炖至海带软烂、绿豆开花，用适量盐调味即可。

功效： 滋阴清热，润燥补虚。

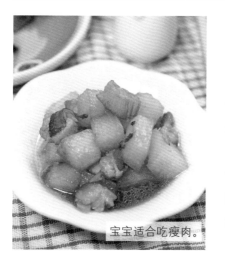

宝宝适合吃瘦肉。

冬瓜炒肉

材料： 猪肉 50 克，冬瓜 100 克，葱花、老抽、盐各适量。

做法： 冬瓜洗净、去皮，切块；猪肉切块，加入适量老抽腌制 5 分钟；热锅，加适量油，倒入猪肉炒至变色，加料酒、适量老抽翻炒至肉均匀上色；倒入冬瓜，翻炒均匀；起锅前加适量盐调味即可。

功效： 滋阴清热，利尿消肿。

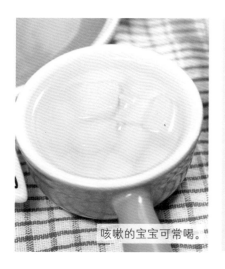

咳嗽的宝宝可常喝。

雪梨炖冰糖

材料： 雪梨 2 个，冰糖适量。

做法： 雪梨洗净，去皮、核，切小块，放入锅内，加入水。水开后转小火炖 1 小时。最后加入冰糖，再炖 20 分钟即可。

功效： 滋阴润肺，利咽清热。

痰湿质，造成宝宝身体肥胖

特　　征： 这类孩子体形肥胖，汗多黏腻，肢体酸困沉重，经常感觉脸上有一层油，嘴里常有黏黏的或甜腻的感觉，喉中老有痰，大便溏薄或泄泻，小便浑浊、量少或正常。舌质淡胖，边有齿痕，苔白腻。

饮食表现： 食欲差，食量不多，平素嗜食肥甘及口味重的食物。

饮食调养： 饮食以清淡为主，多食薏米、白扁豆、冬瓜、白萝卜等，控制甜、黏、油腻食物摄入，如肥肉、点心、蛋糕、奶油、巧克力、糖果等。

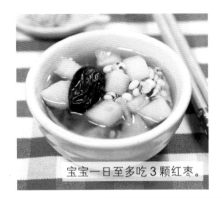
宝宝一日至多吃 3 颗红枣。

山药薏米红枣粥

材料： 山药、薏米各 30 克，红枣 2 颗。

做法： 薏米提前浸泡 1 小时，山药去皮切成小块；和红枣一起放在高压锅内，加多于材料 2 倍的水，盖上盖子，按至煮粥键，煮 20 分钟即可。

功效： 清热祛湿、健脾益胃，对体质肥胖而大便稀溏的孩子尤其适宜。

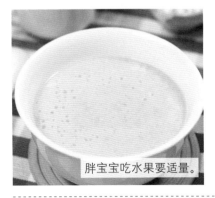
胖宝宝吃水果要适量。

木瓜牛奶椰子汁

材料： 木瓜 100 克，鲜奶 250 毫升，椰子汁 50 毫升，蜂蜜适量。

做法： 木瓜去皮对剖，去子，切块，将所有材料放入果汁机搅拌约 30 秒，倒出，加入蜂蜜即可饮用。

功效： 去湿气、助消化，营养丰富。

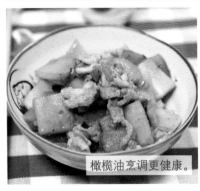
橄榄油烹调更健康。

佛手瓜炒鸡蛋

材料： 佛手瓜 300 克，鸡蛋 2 个，葱花、姜末、盐各适量。

做法： 佛手瓜洗净，切成薄片；锅中倒油，放蛋液炒至八成熟盛出；放适量葱花、姜末炝锅。放佛手瓜，再放炒好的鸡蛋；加盐、水，翻炒 1 分钟出锅。

功效： 理气除湿，开胃消食。

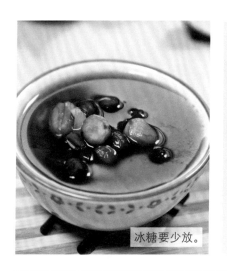

冰糖要少放。

红豆花生汤

材料： 红豆100克，花生30克，冰糖适量。

做法： 红豆洗净；锅里放水，把红豆放入电饭煲中；盖上盖，按下煲粥键，红豆煲至开花时放入花生，煲至食材熟烂，全程大约1小时30分钟，食前调入适量冰糖。

功效： 除湿热，利小便。

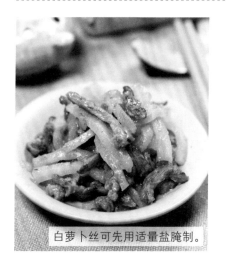

白萝卜丝可先用适量盐腌制。

白萝卜丝炒牛肉

材料： 白萝卜300克，牛瘦肉250克，盐、黄酒、生抽、淀粉各适量。

做法： 白萝卜、牛瘦肉洗净切丝；牛肉丝加盐、黄酒、生抽、淀粉拌匀；油锅烧热，先炒白萝卜丝，加盐，炒至八成熟盛起；再起油锅，大火烧热油后，倒入牛肉丝，翻炒3分钟后，倒入白萝卜丝拌匀；加黄酒1匙，冷水适量，焖烧3分钟。

功效： 运脾健胃，利水消痰。

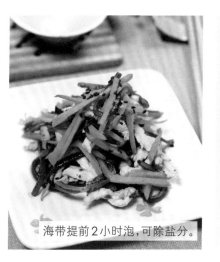

海带提前2小时泡，可除盐分。

炝拌海带丝

材料： 海带、鸡胸脯肉各100克，胡萝卜50克，蒜、白糖、醋、盐、黑芝麻各适量。

做法： 海带切丝，胡萝卜切丝，鸡胸肉切丝，蒜压泥；锅中入水，烧开后按鸡丝、胡萝卜、海带的顺序，依次下入水中，焯烫至水再次沸腾；捞出所有原料，立即过凉，捞出沥干水分；放进大碗，加入蒜泥，再加入白糖、醋和盐，拌匀，最后撒上黑芝麻即可。

功效： 化痰祛湿，利水消肿。

湿热质，宝宝性多躁

特　　征： 这类孩子面部和鼻尖总是油光发亮，脸上、身上容易长痘痘，皮肤瘙痒，口臭或嘴里有异味，大便黏滞不爽，尿色发黄。

饮食表现： 平素恣食肥腻辛辣煎炒等食品，尤其进食"燥热"食品后，易出现不适。

饮食调养： 饮食以清淡为原则，多食绿豆、冬瓜、莲藕、荸荠等甘寒、甘平食物，少食羊肉、韭菜、辣椒等辛温助热食物。

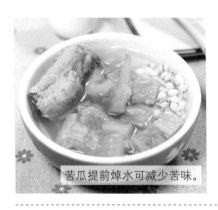

苦瓜提前焯水可减少苦味。

苦瓜薏米排骨汤

材料： 排骨 300 克，苦瓜 100 克，薏米 50 克，姜片、盐各适量。

做法： 排骨切块，薏米泡 2 小时，苦瓜切块；排骨焯水，与姜片、薏米一起放入砂锅，加水，大火烧开转小火煲 1~2 小时，放苦瓜，加盐煲 20~30 分钟。

功效： 清热利湿，运脾健胃。

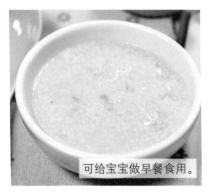

可给宝宝做早餐食用。

小米山药粥

材料： 山药 45 克，小米 50 克，白糖适量。

做法： 山药洗净，削皮，切小块；小米洗净，放入锅中，加适量水，煮 5 分钟；放入山药一起煮，大火煮 5 分钟，改小火煮 15 分钟。放入适量白糖调匀即可食用。

功效： 和中利湿。

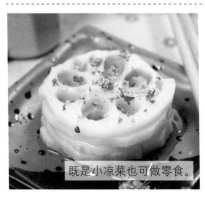

既是小凉菜也可做零食。

桂花酿藕片

材料： 莲藕 100 克，桂花酿适量。

做法： 莲藕洗净、去皮，切薄片，放入沸水锅内焯一下，捞出，放凉开水中冲凉后，入冰水中冰镇 5 分钟；捞出沥水，装入小锅中。放上桂花酿拌匀即可。

功效： 清热利湿。

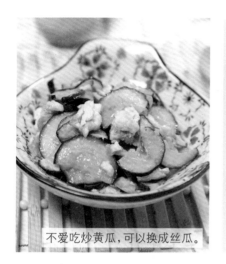

不爱吃炒黄瓜，可以换成丝瓜。

黄瓜炒鸡蛋

材料： 鸡蛋2个，黄瓜1段，盐、葱花各适量。

做法： 黄瓜洗净，切成薄片；把鸡蛋打入碗内，加入盐调拌均匀；油锅烧至六成热，倒入调好的蛋液炒成蛋花倒出；锅中留底油下入葱花爆香；下入黄瓜片，快速翻炒均匀；加入盐煸炒至断生，再倒入蛋花，翻拌均匀。

功效： 清热，除湿。

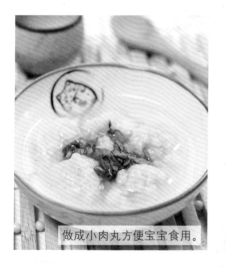

做成小肉丸方便宝宝食用。

荸荠肉丸

材料： 荸荠8个，猪肉馅100克，鸡蛋1个，葱花适量。

做法： 荸荠洗净、去皮，剁成小碎丁。肉馅中加入鸡蛋，搅拌成顺滑状，加入荸荠继续搅拌。锅内放入水，左手抓起适量的肉糜，从拇指和食指中间的虎口处挤出肉丸，用沾过水的勺子舀出，轻轻顺着水刚开的锅边放入，待丸子在锅内定型，转中火继续烧开，然后捞起，撒上葱花即可。

功效： 清热化痰，生津润燥。

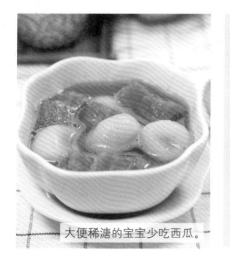

大便稀溏的宝宝少吃西瓜。

蜜汁西瓜捞

材料： 西瓜200克，糯米粉100克，蜂蜜、白糖各适量。

做法： 把糯米粉与白糖混合，加水，揉成面团；把面团搓成小团子；烧水，水开后把糯米团子放水中煮熟，捞出后过冷水沥干；部分西瓜果肉打成西瓜汁，西瓜汁与糯米团子拌匀。食用时放其他切小块的西瓜果肉，淋上蜂蜜即可。

功效： 清热，解暑，利湿。

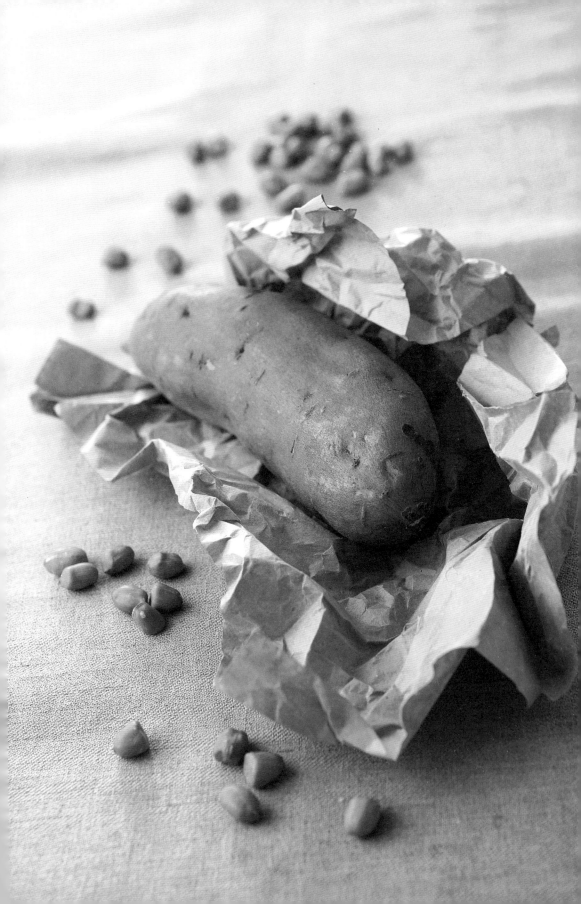

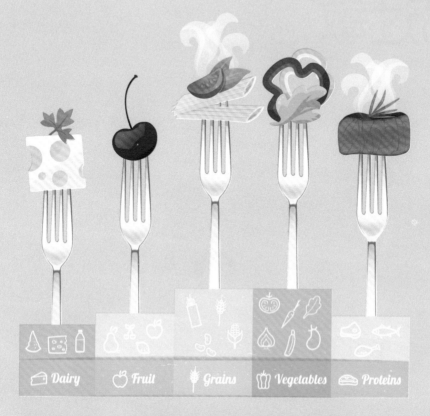

Dairy　Fruit　Grains　Vegetables　Proteins

第三章　儿童常见问题食疗方

有的宝宝经常会有一些反复或长期出现的症状，实际上并不能说是患有哪种疾病，但这些症状会引起宝宝不适，也让家长们担忧。有的症状可自行缓解，而有的症状则需要长期调理。我们可以结合宝宝的体质特点，判断症状原因，通过饮食和护理帮助宝宝改善身体状况，强健体魄，摆脱不适。

0~1岁	2~3岁	3岁以后
▼ 食物过敏及湿疹	▼ 过敏性哮喘等	▼ 过敏性鼻炎等

易过敏

过敏是一种慢性疾病，不同阶段感染疾病的概率也有差异。在0~1岁，过敏主要以湿疹及腹泻为主；2~3岁时，过敏主要以湿疹、支气管哮喘为主；3岁以后，过敏主要以过敏性鼻炎、过敏性结膜炎、哮喘、过敏性紫癜为主。

不同疾病过敏症状各不相同，以鼻塞、流涕、腹痛、腹泻、咳嗽、喘息、皮肤湿疹等为主要表现。

妈妈早护理，宝宝好得快

0~1岁

若是混合喂养，建议过敏期间就不要添加新的辅食种类了。如果是添加某种辅食导致的，则应立即停止添加这种辅食。

如果是食物导致的过敏，过敏反应会随着年龄的增长而消失，一般建议每半年左右试着添加一次，量由少到多，看看病症是否减轻或消失。宝宝在添加食物时，量要少，品种尽量以单项为宜，观察无过敏反应后再多喂或加入新的辅食。切忌多种新食物同时添加，否则分辨不清过敏原。

2~3岁

宝宝饮食已接近成人，出现过敏现象一般以呼吸道或消化道症状为主，如腹痛腹泻，咳嗽喘息等症状。大多与接触过敏原有关。要弄清对什么物质过敏，可以进行过敏原检测。

宝宝过敏时，不要吃海鲜(包括海带、海蜇)，最好也不要吃河鱼、虾等诱发性的食品。咳嗽喘息较严重的宝宝，应及时去医院就诊；腹泻次数较多的宝宝，要及时补液，防止脱水，到医院就诊。

3岁以后

宝宝已经过渡到成人饮食，在此期间容易出现过敏性鼻炎，过敏症状大多以鼻塞、流涕、打喷嚏等鼻部症状为主。反复咳喘、长期咳嗽不愈的宝宝，要警惕支气管哮喘的可能。同样查出过敏原依然是控制过敏的关键，但也有部分宝宝是由于父母遗传导致的。但体质的增强有助于减少过敏性疾病的发生。

一周食材推荐搭配

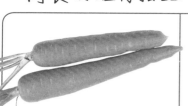

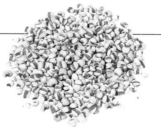

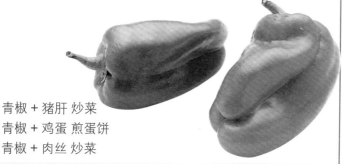

胡萝卜泥 蒸熟碾泥，可作为辅食
胡萝卜 + 苹果 榨汁
胡萝卜 + 羊肉 做馅儿

周一　　　　　　　　胡萝卜

薏米 + 红豆 打碎煮熟，可作为辅食
薏米 + 红枣 煮粥
薏米 + 香菇 蒸饭

周二　　　　　　　　薏米

红枣 煮水，吃红枣喝水
红枣 + 百合 煮汤
红枣 + 银耳 煮汤

周三　　　　　　　　红枣

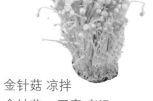

青椒 + 猪肝 炒菜
青椒 + 鸡蛋 煎蛋饼
青椒 + 肉丝 炒菜

周四　　　　　　　　青椒

金针菇 凉拌
金针菇 + 豆腐 煮汤
金针菇 + 青菜 + 肉丸 煮汤

周五　　　　　　　　金针菇

宝宝抗过敏宜吃食物

宝宝如果出现过敏症状，要先排除过敏原，可以尝试吃一些有预防或抑制过敏症状的食物。比如，胡萝卜能有效对抗花粉过敏，薏米能防晒抗过敏，红枣有抑制免疫反应的作用，青椒能补充维生素 C，三文鱼含有 ω-3 脂肪酸，金针菇也有抗皮肤过敏的作用。

注：不宜给 1 岁以内的婴儿食用蜂蜜。

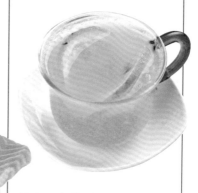

三文鱼 + 土豆 蒸熟碾泥，可作为辅食
三文鱼 + 芦笋 煮汤
三文鱼 + 南瓜 + 粳米 煮粥

周六　　　　　　　　三文鱼

蜂蜜 + 莲藕 榨汁
蜂蜜 + 橘子 榨汁
蜂蜜 + 水 冲调

周日　　　　　　　　蜂蜜

这样吃！宝宝不过敏

在过敏期间建议宝宝尽量避免食用鱼、虾、蛋类等容易导致过敏反应的食物。少喂一些水分较大的水果，如芒果、梨、桃、橘子等，避免果汁浸渍皮肤。

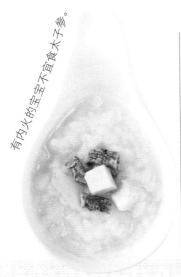

有内火的宝宝不宜食太子参。

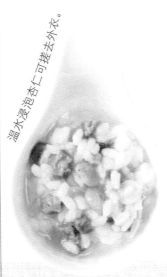

温水浸泡杏仁可搓去外衣。

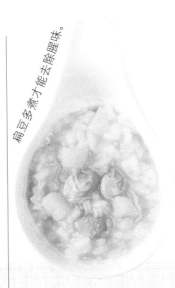

扁豆多煮才能去除腥味。

参苓粥

材料：太子参、茯苓各 10 克，姜片 5 克，粳米 120 克。

做法：将太子参切薄片，茯苓捣碎泡半小时，取药汁两次，加粳米同煮粥。

功效：能益气补虚，健脾养胃。可缓解过敏引起的食欲缺乏、反复呕吐。

杏仁猪肺粥

材料：杏仁 10 克，猪肺 50 克，粳米 60 克。

做法：杏仁去皮尖，洗净；猪肺洗净，切块，放入锅内焯出血水后，用水漂洗干净；将洗净的粳米与杏仁、猪肺一起放入锅内，加水适量，大火煮沸转小火煮成稀粥。

功效：能提升宝宝免疫功能，对过敏性咳嗽等呼吸道疾病有一定的缓解作用。

炒扁豆山药粥

材料：炒扁豆、山药块各 60 克，粳米 100 克。

做法：炒扁豆、山药块加粳米煮成粥。

功效：具有健脾利湿的功效，用于脾胃虚弱、大便稀、湿疹宝宝。

（2~3 岁）　（2~3 岁）　（3 岁以后）

这样做：全家都爱吃

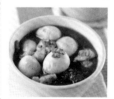

给宝宝做红烧鹌鹑蛋时，也可以再做一道鹌鹑蛋烧肉。

五花肉焯水，冲去浮沫，切块。锅中炒糖色，下五花肉翻炒，加姜片、料酒和生抽，倒入热水，大火烧开转小火，炖至八分熟，放入去壳的熟鹌鹑蛋和盐，煮 20 分钟。

可作为宝宝早晚餐食用。

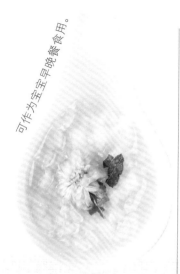

还可打碎后做成米糊食用。

不加盐对宝宝更健康。

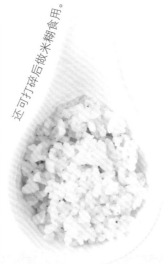

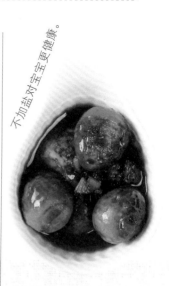

菊花粥

材料： 菊花、桑叶各 15 克，粳米 60 克。

做法： 将菊花、桑叶加水煎煮，去渣取汁，放入粳米煮粥服用。

功效： 适合于在夏天易得过敏性鼻炎的宝宝，该食疗方不但可以治鼻炎，而且可以清火。

（3 岁以后）

三米焖饭

材料： 粳米 100 克，高粱米、糙米各 25 克。

做法： 高粱米、糙米洗净浸泡，粳米洗净，在锅内倒入粳米、糙米、高粱米，用勺子搅一下，加入适量水，焖 20 分钟左右就做熟了，熟后再焖上 20 分钟即可。

功效： 三种米富含维生素，能提高人体免疫功能。

（2 岁以后）

红烧鹌鹑蛋

材料： 鹌鹑蛋 10 个，葱段、姜片、盐、老抽、冰糖各适量。

做法： 鹌鹑蛋煮熟，剥皮，炒锅入油，放冰糖化开，放入鹌鹑蛋翻炒，蛋皮呈金黄时，放葱段、姜片翻炒，加水，加少量盐，淋入老抽，盖锅盖煮开后，小火慢炖 10 分钟，临出锅前大火收汤即可。

功效： 补充蛋白质，还有助于安神睡眠。

（3 岁以后）

0~1 岁	2~3 岁	3 岁以后
▼ 禀赋不足所致	▼ 多为病毒感染所致	▼ 交叉感染所致

反复感冒

容易反复感冒的宝宝，医学上一般将其称为"复感儿"。常见的病症有鼻炎、咽炎、扁桃体炎、支气管炎、毛细支气管炎等。"复感儿"主要与营养不良、环境危害、治疗不当、存在某些免疫缺陷等原因有关。

风寒型感冒有鼻塞、喷嚏、咳嗽、头痛等一般症状，也可以有恶寒、低热、无汗、肌肉疼痛、流清涕、吐稀薄白色痰、口不渴或渴喜热饮、苔薄白。

风热型感冒有鼻塞、流涕、咳嗽、咽痛等一般症状，另外，还可能有发热重、痰液黏稠呈黄色、喉咙痛等症状，通常在感冒症状之前就咽痛，痰通常黄色，便秘。

感冒的宝宝容易出现消化不良。

妈妈早护理，宝宝好得快

0~1 岁

这个年龄段宝宝容易反复感冒，主要是由于营养不良，妈妈母乳不足，或者没有及时添加辅食，导致宝宝抵抗力低下，容易感染疾病。表现为鼻塞、流涕、打喷嚏、咳嗽等症状；此间可给予宝宝适量饮水，保证睡眠，加强营养。若症状没有缓解，则应去医院就诊。辅食中多添加一些白萝卜、胡萝卜、海鱼、雪梨、香蕉、苹果、猕猴桃等，能增强宝宝抵抗力。

2~3 岁

此间宝宝容易反复感冒主要与环境有关。宝宝经常外出，接触外界环境，感冒病毒经空气传播，大大增加了宝宝易感概率。另外，近几年来的空气污染等，容易损害呼吸道黏膜，也无形中导致宝宝容易感冒。饮食应营养丰富，以易消化的食物为主，如粥、面条等；注意摄入优质蛋白质；水果则以健脾润肺为主，可以吃一些雪梨、橘子之类的水果，注意水果不能代替蔬菜。

3 岁以后

宝宝进入幼托阶段，接触同龄玩伴，容易相互传染；另外，在反复呼吸道感染中，治疗疗程不够，热一退或症状一好转就停药，虽使致病菌暂时受到抑制，却没有被彻底消除，这样就形成了慢性病灶，如慢性鼻咽炎、慢性扁桃体炎。一旦孩子受凉、劳累或抵抗力低下时，就又会发病。食疗可以适当祛内热或消食积。

一周食材推荐搭配

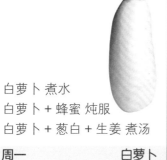

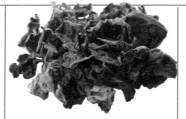

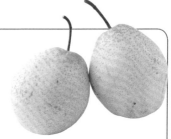

白萝卜 煮水

白萝卜 + 蜂蜜 炖服

白萝卜 + 葱白 + 生姜 煮汤

周一　　　　　　　　白萝卜

木耳 煮熟搅拌成泥，可作为辅食

木耳 + 瘦肉 炒菜

木耳 + 粳米 煮粥

周二　　　　　　　　木耳

雪梨 + 苹果 蒸熟碾泥，可作为辅食

雪梨 + 冰糖 煮水

雪梨 + 莲藕 榨汁

周三　　　　　　　　雪梨

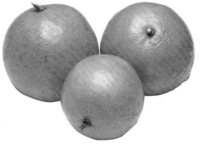

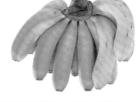

橘子 榨汁，可作为辅食

橘子 + 冰糖 煮水

周四　　　　　　　　橘子

香蕉 碾成泥，可作为辅食

香蕉 + 鸡蛋 + 面粉 摊饼

香蕉 + 牛奶 榨汁

周五　　　　　　　　香蕉

宝宝反复感冒宜吃食物

宝宝反复感冒，平时可以多吃能够增强抵抗力的食物。感冒时常常有咳嗽的症状，如果是风热引起的，可以给宝宝吃些白萝卜或雪梨。同时注意给宝宝的饮食要清淡易消化。

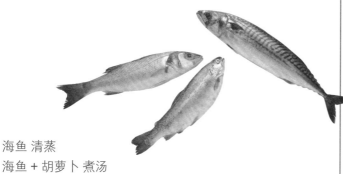

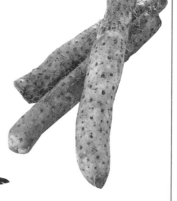

海鱼 清蒸

海鱼 + 胡萝卜 煮汤

海鱼 + 橄榄油 适量油煎熟

周六　　　　　　　　海鱼

山药 蒸熟碾泥，可作为辅食

山药 + 南瓜 + 粳米 煮粥

山药 + 土豆泥 烙饼

周日　　　　　　　　山药

这样吃！宝宝感冒不反复

宝宝感冒期间禁食辛辣刺激、肥甘厚腻的食物，避免进食或多食鸭肉、猪肉、羊肉、甲鱼、蚌、柿子等食品。

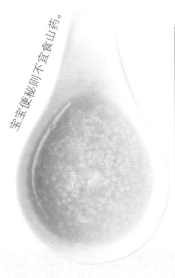

宝宝便秘则不宜食山药。

山药粥

材料： 山药50克，小米80克。

做法： 小米洗净；山药去皮，洗去表面黏液，切片，与小米同煮成粥即可。

功效： 有健脾补肺、安神的作用。

（2~3岁）

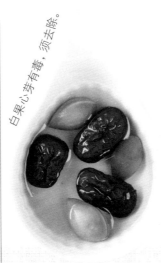

白果心芽有毒，须去除。

红枣白果汤

材料： 红枣、白果各3颗。

做法： 红枣和白果一同放入小锅中，加上大半碗水，中火烧10分钟煮开即可。

功效： 敛肺涩肠，补益气血。适合于一些久咳不愈、反复感冒的宝宝。

（2~3岁）

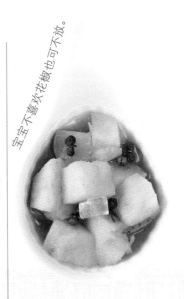

宝宝不喜欢花椒也可不放。

雪梨冰糖花椒水

材料： 雪梨1个，花椒10粒，冰糖2颗。

做法： 雪梨洗净，切开挖去中间核后切块，放入花椒和冰糖，上锅蒸半小时左右即可。

功效： 有润肺止咳的作用。

（3岁以后）

这样做：全家都爱吃

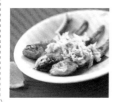

体型比较小的海鱼，可以多买一些，少量给宝宝清蒸后，还可以在家烤海鱼。

海鱼处理干净，擦去水分。

锅中倒油，加豆瓣酱、白糖、酱油、蒜蓉等炒成酱料，涂在海鱼表面，用电饼铛等工具烤熟，多刷几次酱更入味。

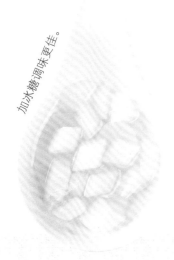

加冰糖调味更佳。

萝卜水

材料：白萝卜半个。

做法：白萝卜洗净，切块，放入小锅内，加大半碗水，放火上烧开后，再改用小火煮 5 分钟即可。

功效：有清肺止咳、健脾消食的作用。

（3 岁以后）

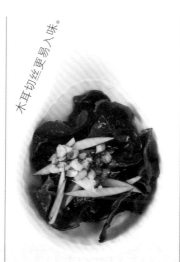

木耳切丝更易入味。

凉拌木耳

材料：木耳 150 克，亚麻籽油 20 毫升，红萝卜丝 5 克，生抽、盐、葱白、蒜各适量。

做法：木耳泡发，撕小朵，葱白、蒜切碎。开水中加适量盐，将木耳焯熟，沥干后过凉。将生抽、盐、红萝卜丝倒入装有木耳的大碗中。亚麻籽油烧热，放入蒜和葱白爆香，淋在木耳上拌匀。

功效：润肺止咳，补气止血。

（3 岁以后）

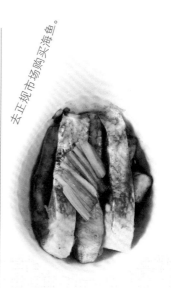

去正规市场购买海鱼。

清蒸海鱼

材料：海鱼 1 条，葱丝、姜丝、蒸鱼豉油、醋、生抽各适量。

做法：海鱼处理干净，从背部剖开，盘子里铺姜丝，放鱼，淋适量蒸鱼豉油，放入蒸锅，水烧开后再蒸 8 分钟（时间根据鱼大小而定），取出后淋适量醋和生抽，撒葱丝，植物油烧热，淋在鱼上。

功效：富含蛋白质等营养成分，能增强体质。

（3 岁以后）

0~3 个月	3~6 个月	6~12 个月
▼ 平均每月长 3.5 厘米	▼ 平均每月长 2 厘米	▼ 平均每月长 1~1.5 厘米

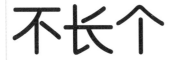

宝宝出生第一年平均长 25 厘米，第二年平均长 10 厘米，第三年平均长 7 厘米。如果你的

宝宝增长速度低于上述值的 70%，那么可以判断为长得慢。

宝宝不长个的原因：摄入不足，如饮食结构不合理、供给不足、偏食、挑食、零食多、饮料多；吸收不良；消化不良，如生理性腹泻、食物过敏；消耗过量（睡眠少、活动量大）；长期患病等。

妈妈早护理，宝宝好得快

0~1 岁

宝宝应合理喂养，保证奶量充足，及时合理添加辅食。另外，在给宝宝断奶后，要培养宝宝良好的饮食习惯，不偏食，不挑食，少吃零食，少吃偏甜偏咸的食物。一般在出生一个月后，给宝宝添加维生素 A、维生素 D 和钙剂，促进宝宝生长。

2~3 岁

宝宝三餐要定时，餐前不吃糖果，不喝饮料，蔬菜肉食合理搭配，营养合理。3 岁之前是宝宝第一生长高峰期，妈妈们应把握这一时期，合理添加蛋奶促进生长。这个期间宝宝容易偏食肉类食物，造成积食，合理搭配一些蔬菜，如青菜、白菜、山药、豆角等。

3 岁以后

除了合理饮食，还应养成良好的作息习惯。坚持运动，运动后生长激素分泌增加，促进身体生长。另外充足的睡眠也是长个子的关键，正常人的生长激素是在夜间分泌的，充足的睡眠对身体生长很重要。

一周食材推荐搭配

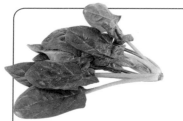

菠菜 水煮后打碎,可作为辅食
菠菜 + 豆腐 煮汤
菠菜 + 鸡蛋 + 面粉 摊饼

周一　　　　　　　　　　菠菜

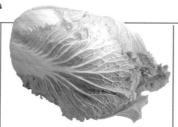

白菜 + 米粉 白菜水煮后打碎,加米粉,可作为辅食
白菜 + 瘦肉 包馄饨
白菜 + 面粉 烙饼

周二　　　　　　　　　　白菜

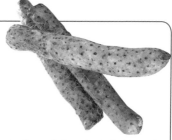

山药 + 牛奶 山药蒸熟碾碎,加牛奶蒸熟
山药 + 骨头 煮汤
山药 + 面粉 + 牛奶 蒸馒头

周三　　　　　　　　　　山药

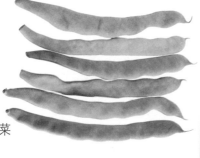

豆角 清炒
豆角 + 胡萝卜 + 猪肉 炒菜
豆角 + 瘦肉 做馅儿

周四　　　　　　　　　　豆角

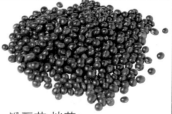

黑豆苗 拌菜
黑豆 榨豆浆
黑豆 + 粳米 煮粥

周五　　　　　　　　　　黑豆

宝宝长个宜吃食物

宝宝不长个,要注意日常饮食营养均衡,荤素搭配,多吃富含维生素 A、维生素 D 和钙的食物,除了食物来源外,多晒太阳也能补充维生素 D。

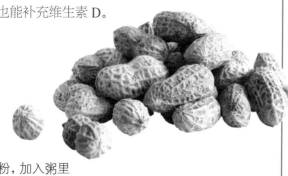

花生 磨成粉,加入粥里
花生 + 橄榄油 做花生酱
花生 + 粳米 打成米糊

周六　　　　　　　　　　花生

沙丁鱼 剁成泥蒸熟,可作为辅食
沙丁鱼 + 粳米 煮粥
沙丁鱼 清蒸

周日　　　　　　　　　沙丁鱼

这样吃！宝宝长得快

宝宝不易长个原因很多，有的家长总认为是缺乏营养、缺钙，于是给孩子服用各种保健品，这有可能造成孩子性早熟。而且对于生长激素缺乏的孩子来说，单纯补充营养是没有作用的。

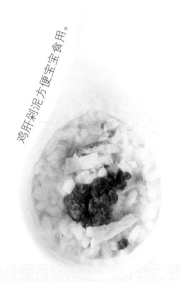

鸡肝剁泥方便宝宝食用。

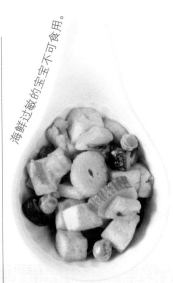

海鲜过敏的宝宝不可食用。

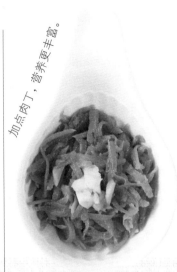

加点肉丁，营养更丰富。

鸡肝蛋皮粥

材料： 鸡肝 50 克，鸡蛋 1 个，粳米 100 克，香油适量。

做法： 洗净粳米，放入砂锅，加水煮粥；将鸡肝洗净，剁泥，香油炒热，备用；鸡蛋打散，用适量香油摊成蛋皮，切碎；与热鸡肝一起放进粥内，煮至粥稠。

功效： 鸡肝富含蛋白质、钙、磷、铁等物质，维生素 A 含量较高，能维持正常生长。

（6 个月 ~1 岁）

豆腐炒鱿鱼

材料： 豆腐 200 克，香菇 50 克，青豆、虾仁、鱿鱼、蟹棒、盐各适量。

做法： 豆腐、香菇切块，过开水沥干；虾仁、鱿鱼、蟹棒过开水沥干；油锅烧热，放入食材炒熟，加盐调味。

功效： 豆腐能补脾胃，改善食欲缺乏。海鲜含钙、镁，是幼儿身体吸收钙镁的很好来源。

（2~3 岁）

蒜香胡萝卜

材料： 胡萝卜 1 根，蒜 1 瓣，盐适量。

做法： 胡萝卜切丝，蒜压成蒜泥。热锅中倒入油，比平常炒菜稍多一点，不然炒出的胡萝卜太涩，加蒜炒香，放胡萝卜丝翻炒 2 分钟，加盐继续翻炒；加入 3 小勺水，继续翻炒至收汁即可。

功效： 胡萝卜含多种维生素，用油炒更能让人体吸收。

（2~3 岁）

这样做：全家都爱吃

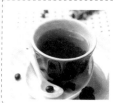

平时可以用醋泡黑豆，能补肾虚，美容，减肥，明目，乌发。

先将黑豆洗净晾干，用中火干炒5分钟，转小火再炒5分钟。

放凉后，倒入有盖子的容器内，倒入醋，没过黑豆。等黑豆吸收了醋，膨胀之后就可以食用了，每次吃两三颗。

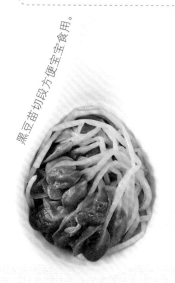

黑豆苗切段方便宝宝食用。

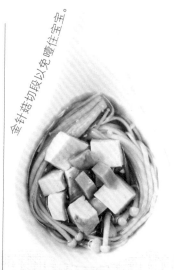

金针菇切段以免噎住宝宝。

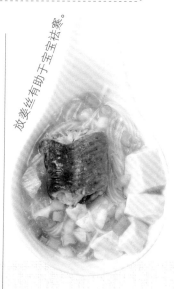

放姜丝有助于宝宝祛寒。

拌黑豆苗

材料：黑豆苗250克，香油、盐、葱花、蒜末、醋各适量。

做法：黑豆苗掐去根须，洗净，焯水，断生后捞出，沥干水分备用。锅中倒入油，下葱花、蒜末爆香，淋在黑豆苗上，加适量盐、醋拌匀即可。

功效：黑豆苗含多种维生素及铁、钙、磷和胡萝卜素。宝宝食用更安全。

金针菇豆腐营养面

材料：面条100克，金针菇50克，豆腐150克，火腿丁30克，干贝、酱油各适量。

做法：金针菇焯水；锅中倒入干贝，煮熟，加金针菇、豆腐，放入面条，煮熟后加火腿丁，加酱油调味即可。

功效：金针菇含锌量高，对儿童的成长和智力发育有促进作用，豆腐也是儿童生长发育的重要食物。

泥鳅汤面

材料：泥鳅200克，豆腐1块，面条100克，盐、姜丝、葱花、料酒各适量。

做法：泥鳅吐净泥沙，豆腐切块略焯；油锅烧热，下姜丝，下泥鳅略煸炒，淋料酒，加水，大火煮开转小火，煮至汤发白，加盐，再放豆腐，煮熟后下面条，撒葱花。

功效：适宜脾胃虚寒、营养不良、体虚盗汗的宝宝食用。

(3 岁以后)　　(3 岁以后)　　(3 岁以后)

0~1岁	2~3岁	3岁以后
▼ 错过添加辅食时机	▼ 错误喂养方式	▼ 贪食喜爱食物

挑食厌食

宝宝在吃饭时只吃自己喜欢的一种或几种食物，或爱吃零食，不爱吃饭，这就是挑食厌食。

挑食厌食可能造成宝宝瘦弱、矮小，对此妈妈们常常手足无措。

营养学认为缺锌是造成宝宝挑食厌食的一个重要原因。锌缺乏容易造成味觉减退、厌食。但是挑食厌食也与饮食习惯、家庭教育、遗传等因素相关。

妈妈早护理，宝宝好得快

0~1岁

宝宝主要以母乳或混合喂养为主；宝宝的味觉、嗅觉在这一阶段最灵敏，是添加辅助食品的最佳时机。如果错过则会影响宝宝味觉和嗅觉的形成和发育，造成断奶困难，使宝宝丧失从流食—半流食—固体食物的适应过程，导致典型的厌食症。

2~3岁

宝宝饮食逐渐接近成人，家人的饮食习惯，尤其妈妈的饮食习惯会给宝宝带来很大的模仿作用。家人对待食物的态度很容易使宝宝先入为主地喜欢或排斥某些食物；另外，此时的宝宝餐也可以加入调味剂，如果给宝宝做的饭缺乏调味剂，也会让宝宝不爱吃。另外一些家长错误的喂养方式，如担心宝宝不吃某种东西，营养不均衡，追着宝宝，想着法子喂饭，也会加重宝宝挑食。

3岁以后

宝宝接触的食物多元化，也有了自我表述的能力。遇到自己喜欢的食物会表达，有的妈妈很容易就会任凭宝宝多吃，因为宝宝的消化器官还很娇嫩，一味地贪食某种食物很容易伤了他们的脾胃，结果就会导致宝宝伤食，出现厌食现象。因此妈妈们要合理安排饮食，培养他对新食物的兴趣，可以在三餐中选一餐做他最喜欢的食物，而其余两餐则选其他食物。

一周食材推荐搭配

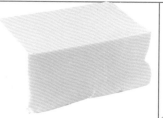

豆腐 + 蛋黄 煮熟搅打成泥，
可作为辅食

豆腐 + 小葱 凉拌

豆腐 + 肉末 + 胡萝卜 煮羹

周一　　　　　　　　　　　　**豆腐**

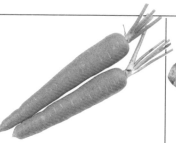

胡萝卜 蒸熟碾泥，可作为辅食

胡萝卜 凉拌

胡萝卜 + 面粉 摊饼

周二　　　　　　　　　　　**胡萝卜**

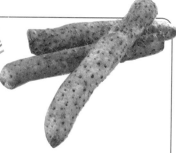

山药 蒸熟碾泥，可作为辅食

山药 + 百合 + 小米 煮粥

山药 + 草莓 碾泥

周三　　　　　　　　　　　　**山药**

番茄 去皮去子，碾碎，
可作为辅食

番茄 + 鸡蛋 煮面

番茄 + 金针菇 煮汤

周四　　　　　　　　　　　　**番茄**

娃娃菜 蒸熟打成泥，可作为辅食

娃娃菜 + 胡萝卜 + 牛肉 炖煮

娃娃菜 + 木耳 炒菜

周五　　　　　　　　　　　**娃娃菜**

宝宝挑食厌食宜吃食物

宝宝挑食厌食，更要保证营养的全面，多变换一些烹饪方法或食物搭配，看看宝宝更能接受哪一种。如果 1 岁半左右的宝宝不爱吃蔬菜，可利用他们在这个时期好奇心强的特点，把平日不爱吃的各种蔬菜组合在一起，做出色泽鲜艳的饭菜吸引他们。

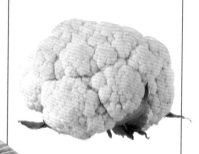

鲫鱼 蒸熟碾泥，可作为辅食

鲫鱼 + 粳米 煮粥

鲫鱼 + 豆腐 煮汤

周六　　　　　　　　　　　　**鲫鱼**

菜花 + 米粉 菜花煮熟打成
泥，加米粉，可作为辅食

菜花 + 番茄 + 面条 煮面

菜花 + 玉米粒 炒菜

周日　　　　　　　　　　　　**菜花**

这样吃！宝宝爱吃饭

如果宝宝平时吃饭正常，突然出现厌食情况，要注意宝宝是否出现积食。

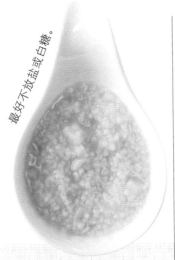

最好不放盐或白糖。

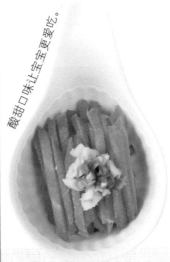

酸甜口味让宝宝更爱吃。

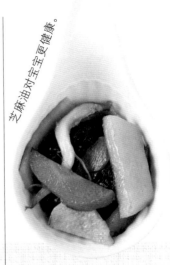

芝麻油对宝宝更健康。

山药莲藕小米粥

材料： 山药半根，莲藕半段，小米 50 克。

做法： 山药去皮，洗净表面黏液，切丁；莲藕去皮，洗净，切丁；山药与莲藕、小米一起煮粥即可。

功效： 健脾和胃，治疗宝宝厌食。

（1 岁以后）

凉拌胡萝卜

材料： 胡萝卜 120 克，蒜 1 瓣，香菜、盐、生抽、醋、白糖各适量。

做法： 胡萝卜去皮切丝，香菜切小段，蒜切成蒜末。加入生抽、醋、香油、白糖、盐，拌匀即可。

功效： 胡萝卜质地脆，味美，并含大量胡萝卜素，对宝宝生长发育有好处。凉拌调料丰富，能提升宝宝食欲。

（2 岁以后）

蔬菜小杂炒

材料： 土豆 200 克，蘑菇、胡萝卜、木耳、山药各 50 克，盐、芝麻油各适量。

做法： 所有材料洗净切片；油锅烧热后放胡萝卜片、土豆片和山药片，煸炒片刻，加水烧开后，加蘑菇片、木耳和适量盐，烧至材料酥烂，淋上适量芝麻油即可。

功效： 这些蔬菜中含生长发育十分需要的多种营养。

（3 岁以后）

这样做：全家都爱吃

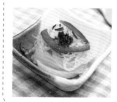

做粉丝娃娃菜时，再加一瓣蒜，可以做成蒜蓉粉丝娃娃菜。

娃娃菜和粉丝装盘后，蒜切蒜蓉，锅中倒橄榄油，下蒜蓉炒香，加蒸鱼豉油和白糖，炒匀后淋在娃娃菜上；大火蒸熟后，放红椒丝、香葱，烧热适量橄榄油淋在菜上。

菜花烹饪时间不宜过长。

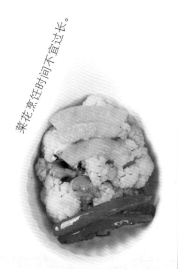

粉丝切段，宝宝食用更方便。

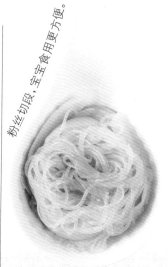

宝宝喜脆口感，可多加玉米淀粉。

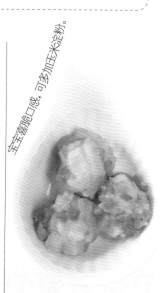

清炒菜花

材料： 菜花半棵，彩椒半个，盐、葱末、蒜片各适量。

做法： 彩椒切丝；菜花洗净，去蒂掰小朵，略焯，捞出，过凉；锅中放入橄榄油烧热，放入葱末和蒜片爆香，放入菜花翻炒，加盐和彩椒丝，翻炒均匀即可。

功效： 菜花形态特殊，彩椒颜色鲜艳而味道甜，能够引起宝宝的注意。

（2岁以后）

粉丝娃娃菜

材料： 娃娃菜2棵，粉丝2把，蒸鱼豉油、白糖各适量。

做法： 娃娃菜剖开，略焯；粉丝开水煮后泡在凉水里，沥干后一半铺在盘底，放娃娃菜，另一半粉丝铺在娃娃菜上，加蒸鱼豉油和白糖，锅中倒橄榄油，烧热后淋在娃娃菜上，上锅蒸5分钟。

功效： 娃娃菜鲜甜，粉丝细嫩，整个菜呈咸鲜味。

（3岁以后）

杂蔬丸子

材料： 土豆150克，玉米粒50克，胡萝卜、莴笋各25克，盐、玉米淀粉、白糖各适量。

做法： 土豆去皮，切薄片蒸熟，碾泥，加玉米淀粉拌匀；胡萝卜和莴笋切丁，和玉米粒放入土豆泥里，加白糖、盐拌匀，捏成小丸子，蒸熟。

功效： 营养均衡丰富，而且丸子的大小和口感比较适合宝宝食用。

（3岁以后）

0~1岁	1~3岁	3岁以后
▼ 尿黄、眼屎多、便秘	▼ 口唇干燥、口臭、舌尖红	▼ 发热、嗓子疼、便秘

爱上火

宝宝若有便秘、尿黄、眼屎多、口舌生疮的现象，可能是因为天气变化、休息得不好，或吃得太多等原因，人们将这些现象称之为"上火"了，要多吃清火的东西。

上火是中医说法，现代医学解释是炎症，多由各种细菌、病毒侵袭机体，或由于积食、排泄功能障碍所致。小儿脾胃功能还不健全，而生长发育很快，需要的营养物质较多，如果饮食不合理，再加上孩子体内的水分流失过多，就易引起"上火"。

妈妈早护理，宝宝好得快

0~1岁

宝宝主要表现为尿黄、眼屎多、便秘等现象。这可能与天气、人工喂养或者喝水少有关。对于出现这些症状的宝宝，可以在两顿奶之间适量喝点水；冬天，家里的温度不要太高，室内温度保持在18~22℃，要是冬天有暖气，可以在屋内放个加湿器，相对湿度控制在55%~60%，并常开窗通风。

2~3岁

宝宝精力旺盛，爱四处乱跑，机体消耗比较大，水分流失较多，又不喜欢喝水，宝宝常常出现上火表现，如口唇干燥、口臭、舌尖红、大便干燥，甚至口舌生疮等表现。对于这样好动的宝宝，妈妈们不要让其穿得太多，可适量控制其活动量，不定时喝水。

3岁以后

宝宝大多数时间在托儿所，有很多宝宝是带多少水去托儿所，回来还是多少水；另外，托儿所同龄孩子在一起玩耍时间较长，较易出汗，也不知道增减衣物，加重了宝宝的内热，更容易上火。多表现为发热、嗓子疼、手脚发热、便秘等症状。多吃一些柚子、雪梨、杨桃，夏天也可以吃西瓜祛内热。蔬菜如茄子、苦瓜、莲藕、茭白也可以祛火。

一周食材推荐搭配

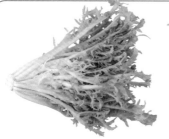

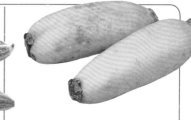

苦菊 + 鸡蛋 炒菜
苦菊 + 火腿 凉拌
苦菊 + 醋 凉拌

周一　　　　　　苦菊

苦瓜 + 瘦肉 炒菜
苦瓜 + 鸡蛋 + 面粉 摊饼
苦瓜 + 彩椒 凉拌

周二　　　　　　苦瓜

莲藕 + 雪梨 蒸熟碾泥，可作为辅食
莲藕 + 瘦肉 做羹
莲藕 + 芹菜 + 瘦肉 做馅儿

周三　　　　　　莲藕

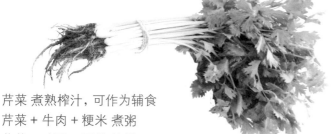

芹菜 煮熟榨汁，可作为辅食
芹菜 + 牛肉 + 粳米 煮粥
芹菜 + 鸡蛋 + 面粉 烙饼

周四　　　　　　芹菜

雪梨 榨汁
雪梨 + 粳米 煮粥
雪梨 + 苹果 榨汁

周五　　　　　　雪梨

爱上火的宝宝宜吃食物

雪梨有润肺降火的作用；柚子性凉，富含维生素 C；莲藕和莲子能清热。爱上火的宝宝可以适当吃些凉性的食物，但要适量，不要吃太多，以免引起宝宝腹泻。

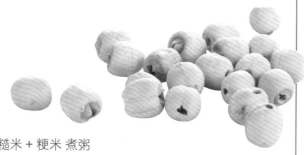

莲子 + 糙米 + 粳米 煮粥
莲子 + 红枣 煮汤
莲子 + 银耳 + 红枣 煮汤

周六　　　　　　莲子

柚子 + 牛奶 榨汁
柚子 + 木瓜 榨汁
柚子 + 苹果 + 香蕉 水果拼盘

周日　　　　　　柚子

这样吃！宝宝不上火

宝宝上火时，不要再吃油腻煎炸的食物，多补充水分，多吃蔬果，但要注意，像荔枝这样的热性水果要尽量避免给宝宝食用。

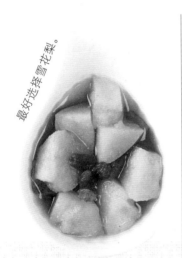

最好选择雪花梨。

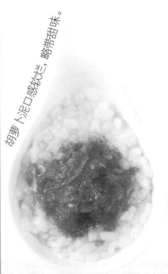

胡萝卜泥口感软烂，略带甜味。

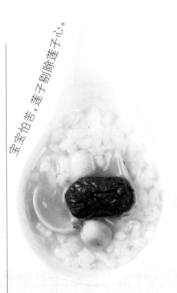

宝宝怕苦，莲子剔除莲子心。

雪梨水

材料：雪梨2个，枸杞子、冰糖各适量。

做法：雪梨洗净，将雪梨切块，放入枸杞子和冰糖，上屉蒸15分钟左右即可。

功效：雪梨水不仅味道鲜美，还具有除痰、润肺、补肺的功效。

胡萝卜米饭泥

材料：胡萝卜1根，米饭1碗，盐、香油各适量。

做法：胡萝卜去皮，切片，蒸到能用筷子穿透即可；然后用勺子捣成泥，放入适量盐和香油搅拌均匀，把胡萝卜泥倒在米饭上即可。

功效：胡萝卜水分充足，还能消食化滞、排除胀气、解毒消热，富含维生素C、胡萝卜素和粗纤维，能消食降火。

莲子百合粥

材料：莲子、百合各30克，粳米100克，冰糖20克，红枣5颗。

做法：莲子洗净，泡开；百合、粳米分别洗净；百合、粳米与莲子、红枣一同放入锅内，加水，大火烧开后再用小火熬煮，快熟时加入冰糖，稍煮即可。

功效：清心润肺。

(6个月 ~1岁)　　　(6个月 ~1岁)　　　(2~3岁)

这样做：全家都爱吃

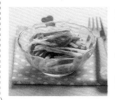

给宝宝做雪梨汁或雪梨水时，可以做一道山楂雪梨。雪梨营养丰富，汁多味美。能祛痰止咳，对咽喉有养护作用。

雪梨去皮，切丝，山楂糕切成丝，和梨丝放在一起，撒上一点白糖搅拌均匀后腌制2分钟，最后淋入一小勺蜂蜜即可。

荸荠本身带甜，糖须少放。

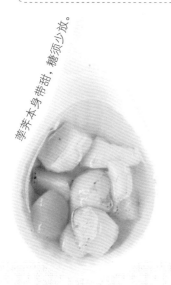

宝宝不宜喝冰镇后的。

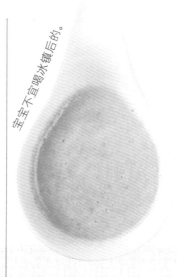

蒸茄子更能保留茄子营养。

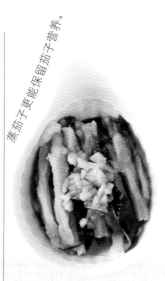

荸荠糖水

材料： 荸荠3个，冰糖适量。

做法： 荸荠洗净，去皮，切块，放入冷水锅中煮滚后撇去浮沫，加入冰糖，待荸荠的香味飘出，汤汁稍稍发黄就煮好了。

功效： 代茶饮，心烦口渴、口舌生疮、便干尿黄的宝宝非常适宜食用。

莲藕雪梨汁

材料： 雪梨1个，莲藕半段。

做法： 莲藕、雪梨分别去皮，洗净，切成小块；一起放入榨汁机中榨汁，过滤即可饮用。

功效： 清热生津、润肺止咳。

清蒸茄子

材料： 茄子1个，蒜末、生抽、醋、盐各适量。

做法： 茄子洗净，上锅蒸熟，放凉后用手撕成细条，蒜末放入茄子中，加适量醋及生抽、盐即可。

功效： 适合有内火的宝宝食用。

(2~3 岁)　　　　**(2 岁以后)**　　　　**(3 岁以后)**

0~1岁	2岁以后
▼ 溢乳	▼ 消化不良等原因

呕吐

呕吐是小儿时期常见的症状之一，如得不到及时正确的治疗，则会影响宝宝营养物质的摄入，严重者可能引起脱水和电解质紊乱。

婴儿呕吐：在婴儿期，胃尚未发育成熟，哺乳过多或吞入空气时，吃奶后常自口角溢出少量乳汁，比较常见，不影响健康。

普通呕吐：在呕吐前常有恶心，吐出较多胃内容物。多由于饮食不当引起的消化不良，胃肠道感染或全身感染引起。

妈妈早护理，宝宝好得快

0~1岁

呕吐主要以溢乳为主，一般在喂完奶后，不要立即把宝宝放在床上，可以将宝宝直立抱起，拍打后背将胃内气体排出。以后再喂奶时注意不要一次性喂过多、过快。

2岁以后

宝宝出现呕吐情况，妈妈们应短暂让宝宝禁食，然后给予清淡饮食。但是往往父母因看到小孩呕吐，慌了手脚，觉得宝宝可怜，所以当呕吐完毕后，又急着喂他吃东西，结果又引起第二波呕吐，可能吐的比吃进去的还多。

最佳处理办法

对于呕吐最好的处理是暂时先禁食4~6小时，包括开水、牛奶都不喝，等待呕吐反应过去。在这段时间内，若宝宝吵着要喝水，可以以棉签蘸水润湿口腔。当症状改善，宝宝较舒服时，再给予多次少量饮水，若无明显恶心、呕吐、腹胀情形，可再给予清淡食物，如稀饭、馒头，但应避免奶制品、油腻饮食。

一周食材推荐搭配

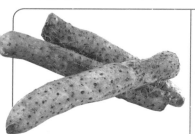

山药 蒸熟碾成泥，可作为辅食
山药 + 薏米 煮粥
山药 + 木耳 炒菜

周一　　　　　　　　山药

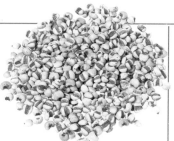

薏米 + 红豆 煮汤
薏米 + 南瓜 煮汤
薏米 + 红枣 煮粥

周二　　　　　　　　薏米

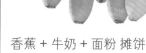

香蕉 + 牛奶 + 面粉 摊饼
香蕉 + 鸡蛋 蒸蛋羹
香蕉 + 紫薯 做点心

周三　　　　　　　　香蕉

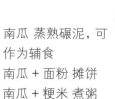
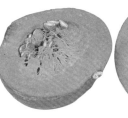

南瓜 蒸熟碾泥，可作为辅食
南瓜 + 面粉 摊饼
南瓜 + 粳米 煮粥

周四　　　　　　　　南瓜

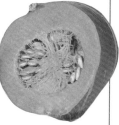

小米 煮粥打糊，作为辅食
小米 + 山药 煮粥
小米 + 粳米 蒸饭

周五　　　　　　　　小米

宝宝呕吐宜吃食物

宝宝的消化系统发育还不是很完善，所以平时最好吃一些清淡而容易消化的食物，特别是在宝宝呕吐期间，更不能吃油腻食物，可以喝点姜汤止吐，另外喂些淡盐水，以防出现脱水情况。

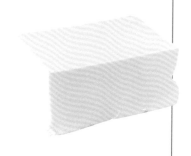

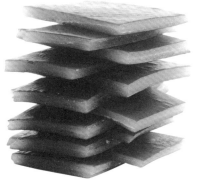

海带 凉拌
海带 + 排骨 煮汤
海带 + 鸡蛋 煮汤

周六　　　　　　　　海带

豆腐 + 鸡蛋 做羹
豆腐 + 虾仁 炒菜
豆腐 + 鸡肉 做丸子

周日　　　　　　　　豆腐

这样吃！宝宝呕吐好得快

呕吐期间要禁食辛辣刺激以及肥甘厚腻的食物，另外，牛奶、鸡蛋
等不易消化的东西要少吃。

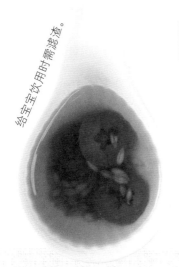

给宝宝饮用时需滤渣。

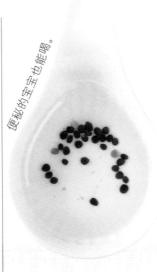

便秘的宝宝也能喝。

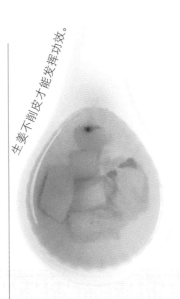

生姜不削皮才能发挥功效。

山楂麦芽饮

材料： 山楂、麦芽各适量。

做法： 将山楂和麦芽处理干净，加水煎煮。

功效： 代茶饮，适合伤食所致呕吐，表现为呕吐物酸臭，不思乳食，恶心腹胀，口臭，大便酸臭。

萝卜子饮

材料： 萝卜子30克。

做法： 萝卜子处理干净，加水煎煮。

功效： 频频服用，能消食导滞，和胃止呕。适合伤食所致呕吐饮用。

生姜水或大蒜水

材料： 生姜或大蒜适量。

做法： 生姜或大蒜处理干净，加水煎煮。

功效： 代茶饮。适合受凉所致呕吐，表现为呕吐物为不消化食物，无明显臭味，大便亦稀薄，多为受凉所致。能温中散寒，和胃止呕。

（呕吐期间）　　（呕吐期间）　　（呕吐期间）

这样做：全家都爱吃

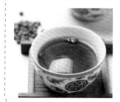

像芦根这种中药，家庭日常生活中很少用到，但给宝宝呕吐期间做粥的同时，可以储备一点，煮芦根绿豆汤，能生津润肺，降火解热。也可直接用芦根煎汤，加冰糖饮用，能清火解毒，对胃火引起的口臭有效。

宝宝吃太多容易消化不良。

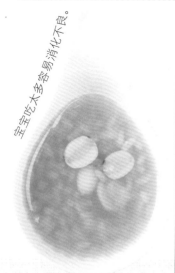

本粥降火效果佳。

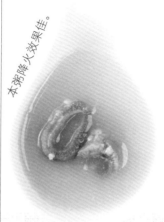

也可使用陈皮。

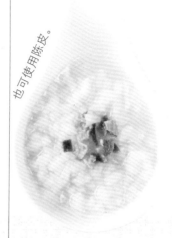

莲子糯米粥

材料：莲子50克，糯米100克，白糖适量。

做法：将莲子用温水浸泡，去心后洗净；糯米洗净，用水浸泡1~2小时；锅中放入莲子、糯米、适量水，置于火上，煮成粥，加入白糖调味，即可食用。

功效：清心健脾。

芦根粟米粥

材料：芦根60克，粟米50克，姜汁、蜂蜜各适量。

做法：将芦根洗净，切碎，煎30分钟，取汁；粟米淘洗干净；将锅置火上，放入芦根汁，下粟米，用小火煮，煮成粥并加入适量的姜汁和蜂蜜，调匀服食。

功效：健脾清肺。

橘皮粥

材料：橘皮3~5克，粳米50克。

做法：橘皮晒干，研成碎末；粳米淘洗干净，锅置火上，加入适量水，放入橘皮末、粳米，煮粥，用大火烧开后，改用小火煮粥，待橘皮烂、米熟后，即可食用。

功效：健脾和胃。

(2岁后平日服用)　　(2岁后平日服用)　　(2岁后平日服用)

5~6 个月以后	其他情况
▼ 营养型贫血	▼ 轻度贫血

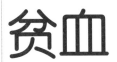

婴幼儿贫血以 6 个月至 2 岁最为多见，最常见的就是缺铁而引起的营养型贫血。表现为皮肤和黏膜逐渐变得苍白或苍黄，以口唇、口腔黏膜及甲床表现得最为明显。容易感到疲乏无力，容易烦躁哭闹或精神不振，不爱动，食欲也有减退。

营养补充不及时、食欲缺乏、抵抗力差、不及时添加辅食都会导致贫血。大一点的孩子会表述出头晕、眼前发黑，耳鸣等。

妈妈早护理，宝宝好得快

营养型贫血

由于宝宝生长发育迅速，一般在 5~6 个月以后，如果营养得不到及时补充，就可能发生贫血。另外，宝宝的抵抗力差，容易感染疾病，有些宝宝经常生病以致长期食欲缺乏、营养物质摄入不足，从而导致贫血。另外，母乳及牛奶中的铁含量不足，长期单纯依靠乳类喂养的宝宝，若不及时添加辅食，也会发生贫血。

轻度贫血

轻度贫血的宝宝完全可以通过饮食调整，加强营养得以康复。多吃含铁丰富的食物，如瘦肉、肝脏、蛋类和奶类等含铁丰富的食物，吸收率可以达到 30% 左右，此外，还有豆类、绿色蔬菜和一些坚果，但是这些食物铁的吸收率比较低，一般不超过 5%。

对于轻度贫血，可以先采取食疗，如果食疗无明显效果，就应去医院就诊，以免耽误宝宝发育。

一周食材推荐搭配

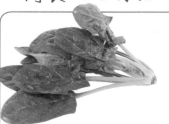

菠菜 略焯后煮水，连水带叶
打碎，可作为辅食
菠菜 + 虾仁 炒菜
菠菜 + 三文鱼 + 面条 煮面

周一　　　　　　　　菠菜

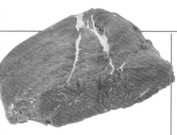

牛肉 煮熟打成泥，可作为
辅食
牛肉 + 青菜 + 粳米 煮粥
牛肉 + 鸡蛋 蒸蛋羹

周二　　　　　　　　牛肉

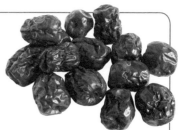

红枣 + 米粉 红枣煮熟碾泥，
加米粉，可作为辅食
红枣 + 山药 熟后碾泥，可
作为辅食

周三　　　　　　　　红枣

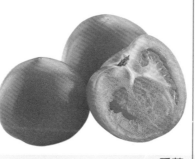

番茄 + 面条 煮成烂面条，
可作为辅食
番茄 + 面粉 摊饼
番茄 + 面疙瘩 疙瘩汤

周四　　　　　　　　番茄

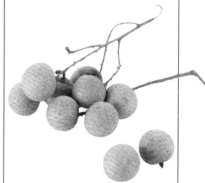

猪肝 煮熟碾泥，可作为辅食
猪肝 + 胡萝卜 + 面条 煮面
猪肝 + 青菜 + 粳米 煮粥

周五　　　　　　　　猪肝

宝宝贫血宜吃食物

母乳本身含铁量就很丰富。宝宝比较小时如果发现贫血，
可以给宝宝吃一些铁强化的米粉以及铁强化配方奶，然后
逐渐给宝宝的饮食中添加富含铁的食物，比如蛋黄、橘子
汁、菜汁、菜泥、肝泥、肉泥等。

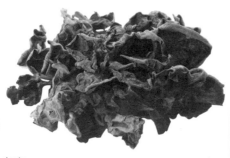

木耳 + 胡萝卜 炒菜
木耳 + 肉丝 炒菜
木耳 + 红枣 + 粳米 煮粥

周六　　　　　　　　木耳

桂圆 + 红枣 + 小米 煮粥
桂圆 + 粳米 煮粥

周日　　　　　　　　桂圆

这样吃！宝宝贫血好得快

富含铁的食物有：肉末、鱼、豆腐、肝、瘦肉、豆制品、动物血、小米、高粱、玉米、绿叶蔬菜、黄红色蔬菜、木耳、海带、紫菜。让孩子多吃含铁量丰富的食物，可提高血色素。

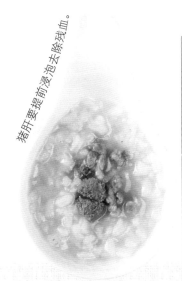

猪肝要提前浸泡去除残血。

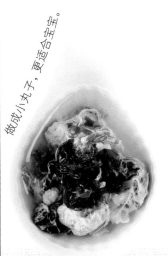

做成小丸子，更适合宝宝。

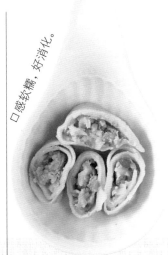

口感软糯，好消化。

猪肝瘦肉粥

材料： 猪肝30克，猪瘦肉15克，粳米100克，盐适量。

做法： 猪肝、猪瘦肉切成碎末，加入适量油与盐拌匀；粳米加水煮粥，等粥快熟时，将猪肝、猪瘦肉倒入锅中，将肉煮熟之后即可食用。

功效： 健脾补血。猪肝含有非常丰富的维生素，有补血、明目的功效。

四彩珍珠汤

材料： 猪瘦肉15克，菠菜1小把，鸡蛋1个，紫菜、盐各适量。

做法： 鸡蛋打散备用，将猪瘦肉剁成肉末，菠菜切成小段，放在一起搓成团子，并裹上蛋液，煮汤；最后加上适量紫菜和盐即可。

功效： 材料种类丰富，营养均衡，特别是其中的猪瘦肉、菠菜、紫菜都富含铁。

胡萝卜肉菜卷

材料： 面粉300克，黄豆粉30克，猪瘦肉100克，胡萝卜、白菜各200克，盐适量。

做法： 面粉和黄豆粉混合，加水和成面团，发酵；猪瘦肉、胡萝卜、白菜分别剁馅，混合，调油、盐拌匀；将面团擀成面片，放馅料，卷好后放蒸笼中蒸半个小时。

功效： 含铁、蛋白质、胡萝卜素、维生素、钙等营养。

（6个月~1岁）　　（6个月~1岁）　　（1~2岁）

这样做：全家都爱吃

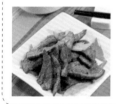

卤猪肝：猪肝洗净后用盐反复搓揉，放冰箱腌制一夜。锅中倒油，下姜片、蒜、辣椒和八角，炒香后加冰糖炒化，加水、桂皮、香叶、草果、小茴香、生抽和料酒，放猪肝，大火煮沸转小火煮半小时，煮至熟透。可以搭配蔬菜食用。

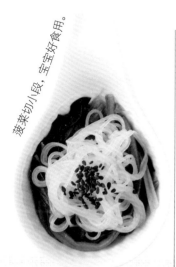

菠菜切小段，宝宝好食用。

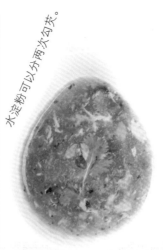

水淀粉可以分两次勾芡。

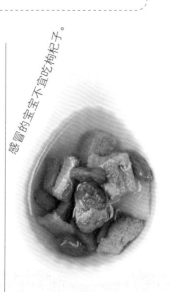

感冒的宝宝不宜吃枸杞子。

芝麻拌菠菜

材料： 菠菜 200 克，粉丝 50 克，黑芝麻、醋、白糖、盐、香油各适量。

做法： 菠菜切段焯水，挤去水分，分散；粉丝焯熟，凉水浸泡，放入菠菜里，加醋、白糖、盐、香油搅拌，撒黑芝麻。

功效： 菠菜富含类胡萝卜素、各种维生素以及铁、钙。黑芝麻含蛋白质、多种维生素及铁。

西湖牛肉羹

材料： 牛肉 200 克，草菇 30 克，鸡蛋 1 个，香菜、盐、胡椒粉、水淀粉各适量。

做法： 牛肉剁碎，用盐、胡椒粉、水淀粉腌制；草菇切丁略焯；牛肉碎凉水下锅，水开洗去血沫；重新烧水，水开下牛肉碎和草菇粒，加盐、胡椒粉，加水淀粉勾芡，倒蛋清搅匀，撒香菜即可。

功效： 牛肉含铁量高。

枸杞子猪肝汤

材料： 枸杞子 50 克，猪肝 300 克，姜片、盐各适量。

做法： 枸杞子提前用水泡好，猪肝洗净，在水中浸泡 2 小时，切小块，再洗净；锅里水烧开，放入姜片和枸杞子煮 3 分钟，倒入猪肝，煮沸后用勺子撇去浮沫，加盐，煮至猪肝熟透。

功效： 猪肝富含维生素 A 和微量元素铁、锌、铜。

(2 岁以后)　　　　(2 岁以后)　　　　(3 岁以后)

0~1 岁	2~3 岁	3 岁以后
缺乏微量元素、积食	消化不好、缺钙等	肚里有虫、腹痛等

睡不好

宝宝晚上睡不好，主要与以下因素有关：1. 缺微量元素。2. 太热、太冷。3. 睡眠前玩得太兴奋。4. 注意肛门外有无蛲虫。5. 频繁喂奶。6. 积食、消化不良，上火或者晚上吃得太饱。

宝宝入睡前 0.5~1 小时，应安静下来，睡前不要玩得太兴奋，更不要过分逗弄宝宝。免得宝宝因过于兴奋、紧张而难以入睡。不看刺激性的电视节目，不讲紧张可怕的故事，也不玩新玩具。要给宝宝创造一个良好的睡眠环境。室温适宜，安静，光线较暗。盖的东西要轻、软、干燥。睡前应先让宝宝排尿。

妈妈早护理，宝宝好得快

0~1 岁

宝宝睡觉不好，爱出汗，睡觉爱翻滚，大多是与缺乏微量元素，或者积食攒肚有关；在 1 岁内可以给宝宝补充维生素 A、维生素 D 和钙剂；要是肚子胀满，可以在喂奶后一个小时给宝宝揉揉肚子，或者使用一些益生菌帮助消化；宝宝若是添加辅食了，可以在辅食中加入一些猪肝、鱼、虾皮、海带、排骨汤、芥菜、黄芽菜、橙汁等，由于宝宝胃肠功能比较脆弱，辅食一次不能加得太多。

2~3 岁

宝宝睡觉不好，大多与消化不良，睡前吃东西、缺钙等有关。因此在睡前妈妈们尽量做到让宝宝少吃东西，不要过度戏玩，不然神经兴奋也不容易入睡，或者睡得不踏实。

3 岁以后

宝宝睡觉不好，有可能与肚子有虫、生病、腹痛等有关。如若发现宝宝睡觉不好，面色发花，建议去医院查查有没有寄生虫。3 岁以后宝宝大多在托儿所吃饭，建议晚上回来，妈妈们就不要因为心疼宝宝而给宝宝们加餐了，可以吃点水果，如苹果、香蕉、火龙果、雪梨、橘子等应季水果即可。

一周食材推荐搭配

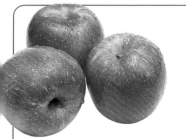

苹果 蒸熟后碾泥，可作为辅食
苹果 + 粳米 煮粥
苹果 + 土豆 蒸熟后碾泥

周一　　　　　　　　苹果

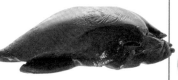

猪肝 + 瘦肉 煮汤
猪肝 + 番茄 炒菜
猪肝 + 芹菜 炒菜

周二　　　　　　　　猪肝

香蕉 + 土豆 打成泥
香蕉 + 酸奶 打成泥
香蕉 + 牛油果 混合

周三　　　　　　　　香蕉

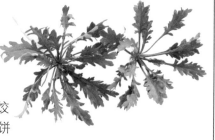

荠菜 + 鸡蛋 调馅做煎饺
荠菜 + 豆腐 + 肉馅 煎饼
荠菜 + 豆腐 + 虾米 做羹

周四　　　　　　　　荠菜

火龙果 + 芒果 + 西米 做饮料
火龙果 + 草莓 + 橙子 水果拼盘
火龙果 + 胡萝卜 + 米饭 炒饭

周五　　　　　　　　火龙果

宝宝睡得好宜吃食物

可以多给宝宝吃富含维生素 A、维生素 D 和钙的食物；平时可以再吃些助消化的食物，如苹果、香蕉等，还能帮助宝宝排出身体里的毒素。

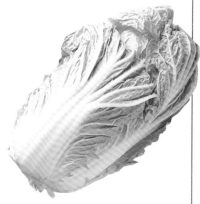

黄芽菜 炒菜
黄芽菜 + 肉馅 包饺子
黄芽菜 + 木耳 + 火腿 煮汤

周六　　　　　　　　黄芽菜

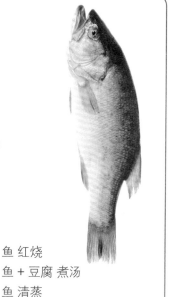

鱼 红烧
鱼 + 豆腐 煮汤
鱼 清蒸

周日　　　　　　　　鱼

这样吃！宝宝睡得香

很多妈妈看到宝宝晚上哭醒，就以为孩子饿了，赶紧给孩子喂奶，其实这是一个很不好的习惯，这样做反而会让孩子养成半夜吃东西的习惯。建议应在临睡前至少两三个小时之前喂粥、面等固体食物，如果宝宝晚上吃得好，睡前不必再喝奶。

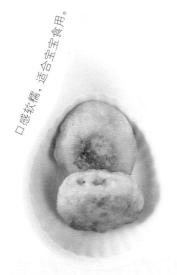

口感软糯，适合宝宝食用。

苹果面饼

材料： 苹果、糯米粉、白糖各适量。

做法： 糯米粉加白糖，慢慢倒适量开水，混合均匀，揉面团。苹果去皮切碎。面团分成均匀剂子，压扁，放苹果馅，包圆轻轻压扁。锅中倒油，冷油入苹果饼，小火慢煎，煎至两面金黄，饼熟。

功效： 健脾益胃，生津止渴。

（1岁以后）

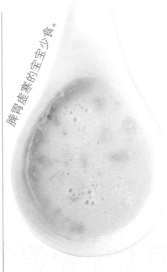

脾胃虚寒的宝少食。

香蕉酸奶

材料： 香蕉1根，酸奶200毫升，蜂蜜适量。

做法： 香蕉去皮，切成小粒，与酸奶一起放入容器内，用电动打蛋器低挡打1分钟，如果觉得香蕉不够细腻，可以继续打。然后倒入杯中，加蜂蜜调匀即可。

功效： 清肠排便。

（1岁以后）

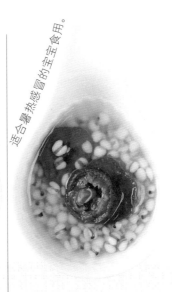

适合暑热感冒的宝宝食用。

山楂薏米粥

材料： 山楂25克，薏米50克，粳米100克，盐适量。

做法： 山楂洗净，去核；薏米和粳米洗净，加入山楂煮成稠粥，再加盐即可。

功效： 消食健脾。

（2~3岁）

😊 这样做：全家都爱吃

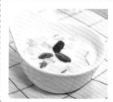

家里可以常备燕麦，平时可以拿来做"快手早餐"，口感丰富，营养也全面。

燕麦加水煮熟，加热牛奶泡软。如果是速食燕麦，可以直接用热牛奶泡。然后放入香蕉片、苹果块，或者核桃、杏仁等。

此粥适合秋天给宝宝食用。

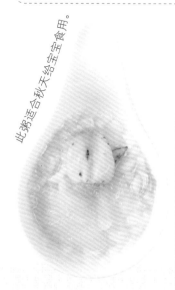

银耳百合粥

材料： 银耳 3 朵，百合 10 克，糯米 100 克。

做法： 银耳和百合用冷水泡发，分别洗净，银耳撕小朵，与百合一起加入糯米中，加水煮成稠粥食用。

功效： 润肺养阴，促进睡眠。

葱白对宝宝感冒也有效果。

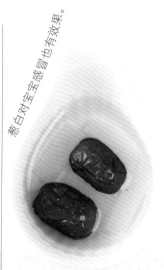

红枣葱白汤

材料： 红枣 5 颗，葱白 4 段。

做法： 红枣泡发，去核，洗净，加水煮 20 分钟，再放入葱白，大火煮沸后转小火煮 15 分钟即可。

功效： 益气，养血，安神。

用纯燕麦营养更丰富。

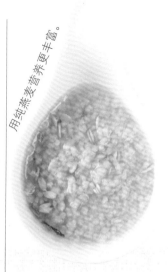

小米燕麦粥

材料： 小米 100 克，燕麦 50 克。

做法： 小米加水煮粥，粥成后关火前 5 分钟倒入麦片，最后盖上锅盖焖 5 分钟即可食用。

功效： 健脾，养胃，安神。

（2～3 岁） 　　（3 岁以后） 　　（3 岁以后）

一般情况	其他情况
▽ 功能性尿床	▽ 器质性尿床

尿床

尿床是指睡中小便自遗，醒后方觉，故医学上又称"遗尿"。发病多为 5 岁以上小孩。发病原因分功能性、器质性。前者与遗传有关；后者属于某些疾病的一种症状。中医认为尿床大多与脾肾亏虚有关。

功能性尿床：多为单纯性、持续性，即除尿床外无其他伴随症状，无器质性病变，理化检查均在正常范围。

器质性尿床：由于泌尿系统或者肾脏等原因导致的尿床，需要去医院接受治疗。

妈妈早护理，宝宝好得快

心理引导

3 岁以后，宝宝们也有一定的自尊心，对于尿床，妈妈们应尽量少批评宝宝，避免在同伴面前提起，不然可能会引起宝宝们的逆反心理。

习惯培养

鼓励尿床宝宝定时排尿，学会憋尿，鼓励患儿逐步延长两次排尿的间隔时间，开始可每半小时排一次尿，成功数次后改为一小时一次，以后逐渐增至 3~4 小时排尿一次。

减少夜间遗尿

往往日间尿频症状改善后可减少夜间遗尿次数。夜间可从熟睡后每 2 小时唤醒一次，逐渐延长时间至四五个小时排尿一次，夜间每次排尿都应是在宝宝清醒状态下进行。

一周食材推荐搭配

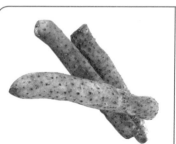

山药 + 百合 + 红枣 + 粳米 煮粥

山药 + 木耳 + 百合 炒菜

山药 + 山楂 做糖葫芦

周一 　　　　　　　　山药

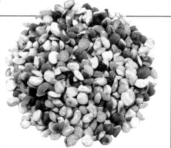

芡实 + 薏米 + 山药 煮粥

芡实 + 山药 煮羹

芡实 + 莲子 煮汤

周二 　　　　　　　　芡实

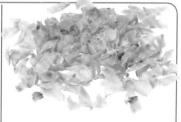

百合 + 雪梨 蒸熟

百合 + 鹌鹑蛋 煮汤

百合 + 莲子 + 银耳 煮羹

周三 　　　　　　　　百合

鹌鹑蛋 做蛋羹，可作为辅食

鹌鹑蛋 加调料煮熟

鹌鹑蛋 + 银耳 煮汤

周四 　　　　　　　　鹌鹑蛋

银耳 + 红枣 + 粳米 煮粥

银耳 + 莲子 煮羹

银耳 + 红枣 煮汤

周五 　　　　　　　　银耳

宝宝尿床宜吃食物

前面提到，尿床多与脾肾亏虚有关，平时可以多给宝宝吃一些补脾补肾的食物，增强宝宝的脾肾功能。

山药、莲子等有补脾功效，补肾可以吃一些黑色食物，比如黑豆、黑芝麻、黑米等。

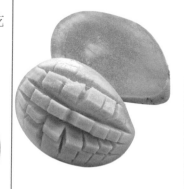

石榴 榨汁，过滤干净，可作为辅食

石榴 + 草莓 榨汁

石榴 + 酸奶 搅匀

周六 　　　　　　　　石榴

芒果 + 香蕉 打成泥，可作为辅食

芒果 + 酸奶 搅匀

芒果 + 面粉 摊饼

周日 　　　　　　　　芒果

这样吃！宝宝不尿床

汤类和粥类这种比较稀的食物最好在白天给宝宝食用，尽量少安排在晚上。不要给宝宝喝饮料，不吃辛辣食物和膨化食品，水果也尽量不安排在晚上，睡觉前尽量不要给宝宝喝水。

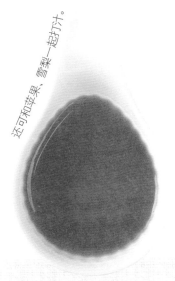

还可和苹果、雪梨一起打汁。

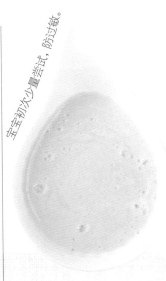

宝宝初次少量尝试，防过敏。

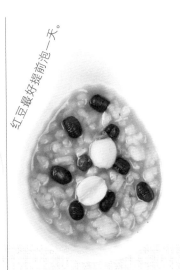

红豆最好提前泡一天。

石榴汁

材料： 石榴 1 个。

做法： 石榴两头切去，用刀在石榴背上划几刀，这样可以轻松剥开；将剥好的石榴放入榨汁机里，加适量温开水榨汁，过滤后即可饮用。

功效： 生津止渴，收敛固涩。

芒果酸奶

材料： 芒果 1 个，酸奶 250 克。

做法： 芒果洗净，切刀，取出果肉；将果肉连同酸奶倒入料理机，搅打成细腻的汁即可，可以在上面放些芒果粒和宝宝喜欢的饼干碎。

功效： 能生津止渴固涩。但要确定宝宝是否对芒果过敏。

莲子百合红豆粥

材料： 莲子、红豆各 50 克，百合 25 克，粳米 75 克。

做法： 莲子去心，泡软，红豆用水提前浸泡，百合和粳米分别洗净；砂锅中加适量水，大火烧开后放入所有材料，用勺子及时搅动，以免粘锅；盖上盖子，大火煮开后转小火煮 1 小时。

功效： 补脾养阴。

(1 岁以后)　　(2 岁以后)　　(3 岁以后)

😎 这样做： 全家都爱吃

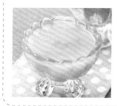

给宝宝做芒果酸奶后，多出来的芒果可以做芒果西米露，或者做糕点时加进去，做成芒果班戟、芒果蛋糕卷，等等。

西米大火煮至只有一点白心，关火后盖盖子焖至透明，捞出后放凉，放入芒果肉，倒入牛奶即可。

宝宝厌食时可喝一些。

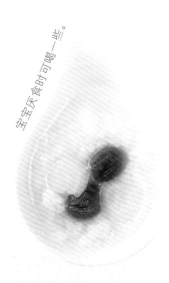

加适量牛奶能更好地去膻味。

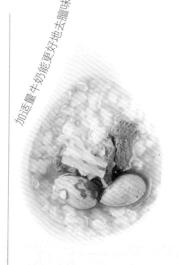

把芡实、薏米打成粉更佳。

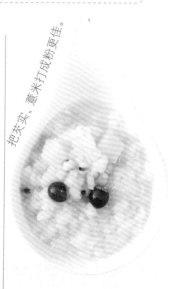

洋参桂圆汤

材料： 西洋参、干桂圆各15克，粳米50克。

做法： 西洋参、干桂圆、粳米洗净；将三者一同放入锅中，加水熬粥。

功效： 补气益肾，治疗小儿遗尿。

白果羊肉汤

材料： 白果10克，羊肾1个，羊肉、粳米各50克，葱白3克，盐适量。

做法： 将白果、粳米洗净；羊肾洗净，去臊膜，切丁；葱白洗净，切丝；羊肉洗净，切片；将所有食材一同放入锅内，加水熬粥，肉熟米烂时加盐即可。

功效： 补肾止遗，治疗小儿遗尿。

芡实薏米山药粥

材料： 芡实、山药各40克，薏米50克，粳米100克。

做法： 山药去皮，洗净，切块备用；芡实和薏米洗净，用水浸泡2小时，然后倒入锅中，加水大火煮开后，调成小火煮30分钟，倒入粳米，继续用小火煮20分钟。加山药块煮10分钟即可。

功效： 健脾益肾固涩，治疗小儿遗尿为佳。

(3 岁以后) (3 岁以后) (3 岁以后)

0~1 岁	2 岁以后
▽ 缺微量元素、缺钙	▽ 内热太盛或体虚

爱出汗

宝宝由于某些疾病引起的出汗过多，表现为安静时或晚上一入睡后就出很多汗，汗多可弄湿枕头、衣服，称之为"病理性出汗"。

婴幼儿活动性佝偻病、小儿活动性结核病、小儿低血糖、吃退热药过量及精神因素，如过度兴奋、恐惧等，都会导致出汗的状况。有的宝宝有内分泌疾病（如甲状腺功能亢进等），可引起病理性出汗。

每种疾病除了出汗多外，还有其他表现，需要去医院就医，做有关的检查。

妈妈早护理，宝宝好得快

生理性多汗

宝宝爱出汗，多为生理性多汗。如夏季气候炎热而致小儿多汗；婴幼儿刚入睡时，头颈部出汗，熟睡后汗就减少；宝宝游戏、跑跳后出汗多，一般情况很好；冬天宝宝衣服穿得过多，晚上被子盖得太厚，加上室内空调温度过高，使得宝宝过热而出汗多。

0~1 岁

宝宝出汗多，除了生理性原因，大多由于缺乏微量元素尤其是缺钙导致。要保证鱼肝油和钙剂的补充。有的宝宝出汗仅限于头部、额部，俗称"蒸笼头"，这是生理性出汗，父母不必担心。

2 岁以后

宝宝爱出汗，除了缺钙，还有可能是内热太盛导致，小儿为至阴至阳之体，容易生内热；也有可能是体质虚弱所致。妈妈在平时照料时，对内热较重的宝宝，可以做点去火食疗。

一周食材推荐搭配

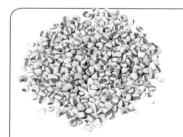

薏米 煮水，打成汁
薏米 + 红豆 + 莲子 + 糯米 煮粥
薏米 + 红枣 + 粳米 煮粥

周一 薏米

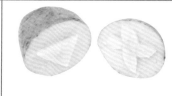

土豆 + 牛奶 土豆泥加牛奶搅匀
土豆 + 鸡蛋 + 面粉 煎饼
土豆 + 粳米 焖饭

周二 土豆

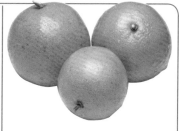

橘子 榨汁，可作为辅食
橘子 做糖葫芦
橘子 + 苹果 + 葡萄 做沙拉

周三 橘子

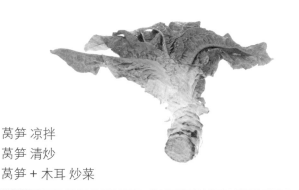

香蕉 碾泥，可作为辅食
香蕉 + 红薯 + 糯米粉 煎饼
香蕉 + 牛奶 + 玉米粉 煎饼

周四 香蕉

菠菜 + 粉丝 凉拌
菠菜 + 花生碎 凉拌
菠菜 + 鸡蛋 煮汤

周五 菠菜

宝宝爱出汗宜吃食物

宝宝爱出汗，平时要及时给宝宝补充水分，以免造成脱水，可以适当补充一些淡盐水以及富含维生素和锌、铁、钙的食物。同时注意观察宝宝其他症状，及时排除疾病因素。

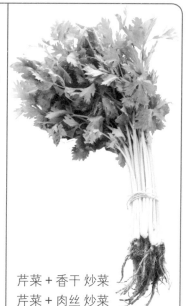

莴笋 凉拌
莴笋 清炒
莴笋 + 木耳 炒菜

周六 莴笋

芹菜 + 香干 炒菜
芹菜 + 肉丝 炒菜

周日 芹菜

这样吃！宝宝出汗正常

不管是什么原因导致的宝宝爱出汗，家长都不要给宝宝吃补品，如果有需求，一定要咨询过医生以后再决定。

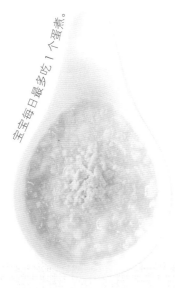

宝宝每日最多吃1个蛋黄。

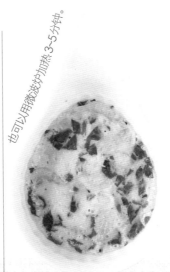

也可以用微波炉加热3~5分钟。

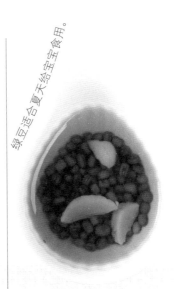

绿豆适合夏天给宝宝食用。

鸡蛋黄粉粥

材料：鸡蛋1个，粳米100克。

做法：鸡蛋煮熟后去掉蛋白，留下蛋黄；粳米加水煮粥，煮至米粒开花，将蛋黄研细，加入已煮好的米粥中拌匀食用。

功效：蛋黄中含有丰富的卵磷脂、钙、磷和维生素A、多种脂类，色香味俱全，适合婴幼儿食用。

虾皮碎菜蛋羹

材料：虾皮5克，小白菜50克，鸡蛋1个，盐适量。

做法：虾皮洗净，温水泡软，剁碎；小白菜洗净，开水略焯，剁碎；鸡蛋打散，将虾皮末、小白菜末与蛋液混合，加适量温水、盐搅匀；水开后上锅蒸10分钟左右。

功效：虾皮富含钙和磷。小白菜焯水可去除部分草酸和植酸，更有利于钙质吸收。

绿豆百合饮

材料：绿豆50克，百合30克，冰糖适量。

做法：绿豆洗净，用水浸泡2小时；百合洗净，用水浸软，全部放入锅中，加足量水，大火煮开5分钟，转小火煮30分钟，煮至绿豆绵软，加冰糖，开盖煮5分钟。

功效：绿豆能清热解毒、抗菌杀菌，百合能润肺止咳。也可以用豆浆机做成豆浆。

(6个月～1岁)　　(6个月～1岁)　　(2岁以后)

这样做：全家都爱吃

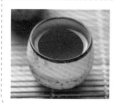

红枣洗净后用温水泡发去核（不去核会有些燥热，体质较寒的可以不去核）；黄芪和红枣用水浸泡20~30分钟（正常煎中药需要把药材泡20~30分钟，以便药性析出）；将浸泡好的红枣、黄芪放入锅中炖煮，水开后小火煮20分钟。

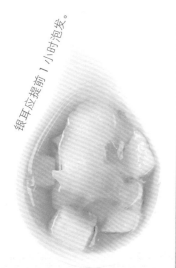

银耳应提前1小时泡发。

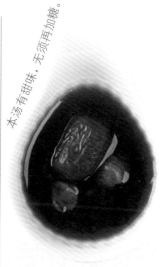

本汤有甜味，无须再加糖。

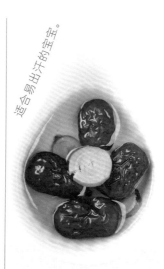

适合易出汗的宝宝。

银耳荸荠雪梨糖水

材料： 银耳30克，荸荠50克，雪梨1个，冰糖适量。

做法： 雪梨洗净，去核，切块；荸荠去皮，洗净；锅中加水，放入雪梨、银耳、荸荠大火煮沸后，加入冰糖，调转至中小火慢炖15~20分钟即可。

功效： 对于阴虚体质，汗出较多及舌苔剥脱的宝宝有效。

黑豆桂圆肉红枣汤

材料： 黑豆、红枣各30克，桂圆肉10克。

做法： 黑豆洗净，用清水浸泡2小时；桂圆肉、红枣洗净；将黑豆、桂圆肉、红枣放入砂锅，加足量水，大火煮沸后转小火煨1小时。

功效： 有健脾、补肾、补气、利水消肿的功效。

黄芪红枣汤

材料： 黄芪15克，红枣4颗。

做法： 将黄芪和红枣洗净，一同入锅，加水适量，小火煎1小时以上。

功效： 健脾益气，调和营卫。适用于自汗症。黄芪补气，红枣补血，二者用于气血亏损。

(2 岁以后)　　　(2 岁以后)　　　(2 岁以后)

0~1岁	2岁以后
▼ 脏腑发育不成熟	▼ 饮食所伤

健脾胃

中医认为"胃主受纳，脾主运化"。脾胃是小儿赖以摄取营养，使机体正常生长发育的主要脏腑。但由于小儿脏腑形态发育未成熟，消化吸收功能也较弱，因而便有小儿"脾常不足"之说。

小儿寒暖不能自调，又易为饮食所伤，很容易使脾功能失调，进而影响肺、肾等其他脏腑功能，使小儿不能正常生长和发育。所以脾胃是小儿后天之本，脾胃健康是小儿正常生长、发育的基本保障，健脾和胃尤为重要。

妈妈早护理，宝宝好得快

药补不如食补

面对宝宝不好好吃饭，脾胃不和，家长常常给宝宝补锌、补铁，或者给宝宝吃中药调理脾胃。是药三分毒，平时妈妈们可以做点健脾胃的食疗方给宝宝吃，这样既可以免去宝宝吃药的痛苦，又可以达到调理脾胃的目的。

0~1岁

可以在宝宝辅食中添加一些苹果泥、木瓜泥、小米粥、薏米山药粥等，能健脾益胃，但要根据宝宝的月龄添加。

2岁以后

在给脾胃虚弱的宝宝们准备杂粮食物时可采取多种办法，如在粳米中加小米或豆类煮粥；做面食时，在面粉中加入一些黄豆粉，或将玉米粉做成玉米糊、玉米饼等容易使宝宝接受的美食。

一周食材推荐搭配

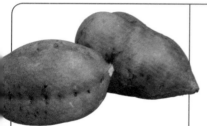

红薯 + 银耳 煮糖水

红薯 + 面粉 摊饼

红薯 + 香蕉 + 糯米粉 摊饼

周一　　　　　　　　　红薯

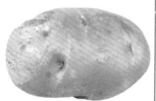

土豆 + 奶酪 + 培根 + 青红椒 焗土豆泥

土豆 + 鸡蛋 + 面粉 摊饼

周二　　　　　　　　　土豆

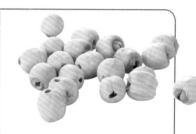

莲子 + 百合 + 瘦肉 煮汤

莲子 + 黑米 煮粥

莲子 + 红豆 做红豆沙

周三　　　　　　　　　莲子

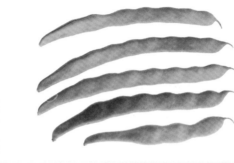

扁豆 + 雪菜 炒菜

扁豆 + 面条 焖面

扁豆 + 瘦肉 炒菜

周四　　　　　　　　　扁豆

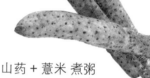

山药 + 薏米 煮粥

山药 + 胡萝卜 炒菜

山药 清蒸

周五　　　　　　　　　山药

宝宝健脾胃宜吃食物

我们常说小儿脾常不足。如果宝宝长期脾胃虚弱，而且饮食不知调节，就容易损伤脾胃，出现呕吐、腹泻等症状。平时可以多给宝宝吃一些黄色食物，如玉米、土豆、南瓜、红薯等。

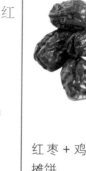

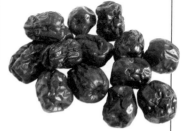

芡实 + 绿豆 + 薏米 + 粳米 煮粥

芡实 + 红豆 + 红枣 煮汤

芡实 + 椰汁 + 牛奶 煮汤

周六　　　　　　　　　芡实

红枣 + 鸡蛋 + 红豆 + 面粉 摊饼

红枣 + 糯米粉 蒸熟

红枣 + 牛奶 + 面粉 蒸馒头

周日　　　　　　　　　红枣

这样吃！宝宝脾胃好

寒凉的食物容易伤脾胃，所以冰激凌之类的食物最好不要给宝宝吃。油腻、不易消化的食物也要从宝宝的食谱中去掉。另外还有辛辣的食物也要避开。

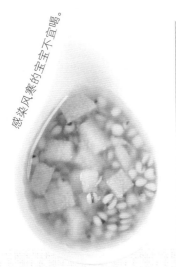

感染风寒的宝宝不宜喝。

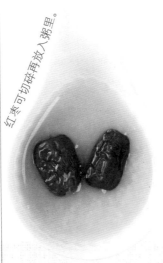

红枣可切碎再放入粥里。

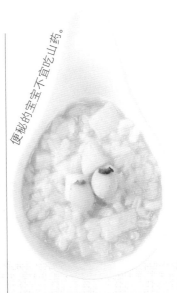

便秘的宝宝不宜吃山药。

薏米山药粥

材料：薏米100克，山药半根。

做法：薏米洗净；山药去皮洗净，切成小丁，同薏米一起放入锅中，加水，大火煮开后转小火，熬成粥。

功效：具有健脾渗湿、滋补肺肾的功效，适合于有消化不良性腹泻、大便溏泻、全身无力、心悸气短等症状的宝宝食用。

红枣小米粥

材料：红枣5颗，小米30克。

做法：红枣洗净，去核；小米淘洗干净，放入锅内用小火炒至略黄，然后加红枣和适量水，大火烧开后转小火熬成粥食用。

功效：健脾养胃，补气补血，适合给消化不良、伴有厌食的脾虚宝宝食用。

莲子山药粥

材料：莲子30克，山药80克，粳米50克。

做法：将山药去皮，洗净表面黏液；粳米洗净；莲子洗净，去心；将莲子与山药、粳米倒入锅中，加水一同煮粥。

功效：清心，健脾，养胃，适用于脾虚、食欲缺乏和睡眠不好的孩子食用。

这样做：全家都爱吃

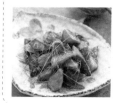

红薯去皮，切块，用厨房纸巾吸去水分；锅中倒入油烧至六成热，下红薯块炸熟沥去油；锅中留底油，放入白糖，小火加热并用铲子不断搅拌，糖色变深、起泡后下红薯块快速翻炒，直至红薯块均匀被糖液包裹。

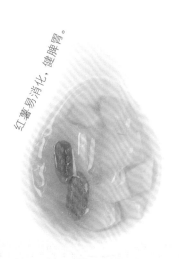

红薯易消化，健脾胃。

红薯银耳糖水

材料： 中等大小红薯1个，银耳1朵，冰糖、枸杞子各适量。

做法： 红薯去皮，切成小块；银耳提前1小时浸泡好，煮熟；将红薯块放入锅中，加适量水煮至断生，然后加入煮熟的银耳，煮至红薯熟透后加入冰糖和枸杞子，盖盖子再煮5分钟即可。

功效： 益气力，健脾胃，适合脾胃虚弱、食欲缺乏的宝宝。

（2岁以后）

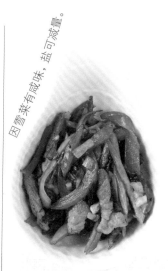

因雪菜有咸味，盐可减量。

扁豆炒雪菜

材料： 扁豆200克，雪菜、瘦肉各50克，彩椒半个，蒜末、盐各适量。

做法： 扁豆和彩椒洗净切丝，瘦肉切丝，雪菜泡去咸味；锅中倒油，下蒜末炒香，倒雪菜炒香，盛出；油锅烧热，下肉丝炒熟，倒扁豆和彩椒，加盐，倒入雪菜炒熟即可。

功效： 适合食欲缺乏的宝宝。

（3岁以后）

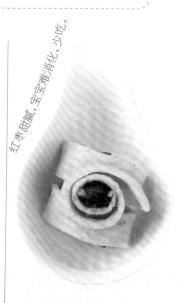

红枣甜腻，宝宝难消化，少吃。

红枣蛋饼卷

材料： 鸡蛋2个，红枣5颗，红豆沙、面粉、熟花生碎、熟芝麻、白糖各适量。

做法： 红枣洗净，去核，切丁，与熟花生碎、熟芝麻和红豆沙搅匀，揉成长条；面粉加鸡蛋和白糖，加面粉搅糊，平底锅刷油，倒蛋面糊，凝固时将馅料放上，蛋饼熟透后卷起，切段。

功效： 红枣健脾和胃。

（3岁以后）

6~8岁	8~9岁	10~12岁	12~13岁
▼ 长恒牙、磨牙	▼ 长侧切牙	▼ 长双尖牙	▼ 长第二磨牙

换牙

每个孩子都有 20 颗乳牙，一般到 3 岁时长齐。这 20 颗牙齿通常会按照当初长牙的顺序脱落。也就是说，下门牙通常会在五六岁先掉，然后是上面的两颗门牙。

换牙一般是在 6 岁以后，乳牙会相继脱落并被恒牙代替。6~12 岁是换牙期，期间注意口腔卫生，早晚刷牙，吃饭及进食后用淡盐水漱口。

妈妈早护理，宝宝好得快

不要摇动乳牙

宝宝牙开始松动，要避免人为摇动乳牙，否则容易继发感染。乳牙脱落后，教育宝宝避免用舌去舔牙龈，以免局部牙龈增长影响恒牙的萌出，在饮食方面注意营养全面，适当补充钙质。

及时去看牙医

宝宝也可能到七八岁了还没有换牙，这种情况可能没有什么问题，但最好还是带孩子去看牙医，拍 X 光片看看是否正常。大部分孩子在 12 或 13 岁左右换最后一颗乳牙，这也是臼齿开始长的时间。

养成刷牙好习惯

早上刷牙可以由宝宝自己完成，睡前最好由大人帮忙，尤其是上牙，比较难清洁，长期清理不净容易导致龋齿。最好用儿童专用的牙刷和牙膏，牙刷头小一点，软一点。宝宝吃完食物也要及时漱口，尤其是吃甜食后。

一周食材推荐搭配

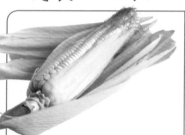 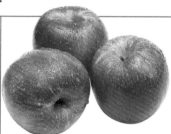

玉米 + 松仁 + 白果 炒菜

玉米 + 火腿 + 黄瓜 拌沙拉

玉米 + 咸蛋黄 炒菜

周一　　　　　　玉米

苹果 + 蔬菜丁 + 米饭 炒饭

苹果 + 蔬菜 拌沙拉

苹果 + 酸奶 拌匀

周二　　　　　　苹果

芹菜 + 瘦肉 炒菜

芹菜 + 水煮花生 凉拌

芹菜 + 豆芽 炒菜

周三　　　　　　芹菜

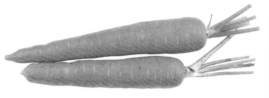

胡萝卜 凉拌

胡萝卜 + 瘦肉 炒菜

胡萝卜 + 鸡蛋 + 面粉 摊饼

周四　　　　　　胡萝卜

鱼 清蒸

鱼 红烧

鱼 煎熟

周五　　　　　　鱼

宝宝换牙期宜吃食物

宝宝在换牙期，妈妈可以给宝宝吃稍微硬一点，并且纤维素含量高一点的食物，如苹果、胡萝卜等，能刺激乳牙脱落，同时促进牙床等正常发育。另外，还要给宝宝吃含钙及维生素D的食物，补充钙质，并促进钙的吸收。

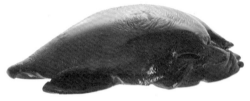

猪肝 + 洋葱 炒菜

猪肝 + 菠菜 煮汤

猪肝 + 青椒 炒菜

周六　　　　　　猪肝

牛肉 + 胡萝卜 + 粳米 煮粥

牛肉 + 土豆 炖菜

牛肉 + 番茄 炖菜

周日　　　　　　牛肉

这样吃！宝宝牙齿好

饮食上注意不要吃太甜或太咸的食物，以免滋生口腔细菌，注意补钙。

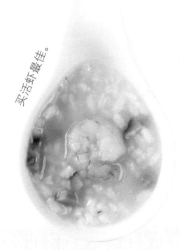

买活虾最佳。

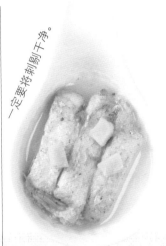

一定要将刺剔干净。

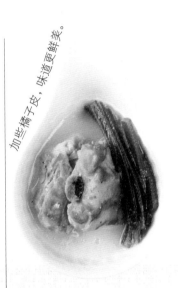

加些橘子皮，味道更鲜美。

鸡汤虾仁粥

材料： 米饭 200 克，大虾 100 克，胡萝卜、香菇各 50 克，鸡汤 500 毫升，盐适量。

做法： 大虾洗净去虾壳，去虾线；米饭倒入鸡汤，加胡萝卜、香菇，大火煮沸后转中火熬煮；10 分钟后加虾仁大火煮 2~3 分钟，加盐即可。

功效： 虾仁富含蛋白质，还富含钾、碘、镁、磷及维生素 A。

鲫鱼汤

材料： 鲫鱼 1 条，姜片、盐各适量。

做法： 鲫鱼处理干净，用厨房纸巾擦干净；油锅稍热后，放姜片，煎至鱼两侧金黄；加水，大火烧开后放入鱼和姜片，大火煮至汤色转白，转小火煮至鱼熟，调入盐即可。

功效： 鲫鱼富含蛋白质，有助于宝宝生长发育。

海带排骨汤

材料： 海带 150 克，排骨 350 克，姜片、盐各适量。

做法： 海带在水里泡 10 分钟，洗净；焯熟捞起洗净，切段；排骨用水泡出血水，放入锅中，放入姜片，加水煮沸，去浮沫，加入海带，大火煲 10 分钟，转小火煲 2 小时；加盐调味。

功效： 海带含有丰富的钙，可防缺钙。

（换牙期间）　（换牙期间）　（换牙期间）

这样做：全家都爱吃

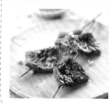

买一块牛肉，除了可以给宝宝熬粥，也可以给自己做一顿浪漫的晚餐。

牛肉切厚片，煎锅大火烧热后放牛肉，煎至两面变色，切开后没有血，撒上胡椒粉和适量盐，剪成小块即可。也可用竹签串好烤熟食用。

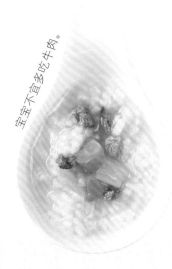

宝宝不宜多吃牛肉。

牛肉粥

材料：牛肉50克，粳米80克，胡萝卜1段，芹菜20克，盐、胡椒粉各适量。

做法：粳米洗净，其余材料切丁；砂锅中加水，水开后下粳米，大火煮沸后转小火，粥快熟时转大火，依次加其他材料搅匀，煮至牛肉熟后加适量盐和胡椒粉，搅匀。

功效：促进发育，修复组织损伤，强筋骨，提升抵抗力。

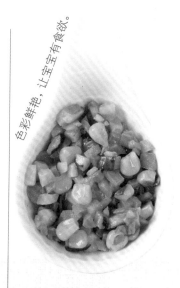

色彩鲜艳，让宝宝有食欲。

玉米炒黄瓜

材料：玉米粒200克，黄瓜、胡萝卜各半根，黑胡椒粉、盐各适量。

做法：黄瓜、胡萝卜洗净，切丁；锅烧热，倒油，先放入胡萝卜丁，炒至断生，放入玉米粒继续翻炒，然后倒入黄瓜丁翻炒，待玉米炒熟后放盐和黑胡椒粉调味。

功效：这三样食材口感稍硬，但并不硌牙，能刺激乳牙脱落。

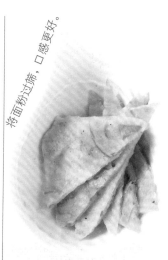

将面粉过筛，口感更好。

胡萝卜蛋饼

材料：胡萝卜1根，鸡蛋2个，面粉55克，盐适量。

做法：胡萝卜洗净，切丝；鸡蛋打散，倒入面粉中，加适量水、盐、胡萝卜丝搅匀；平底锅刷适量油，舀适量面糊倒入锅中，小火煎至面糊定型，翻面煎熟即可。

功效：胡萝卜含有大量胡萝卜素，有助于增强免疫功能。

（换牙期间）　　（换牙期间）　　（换牙期间）

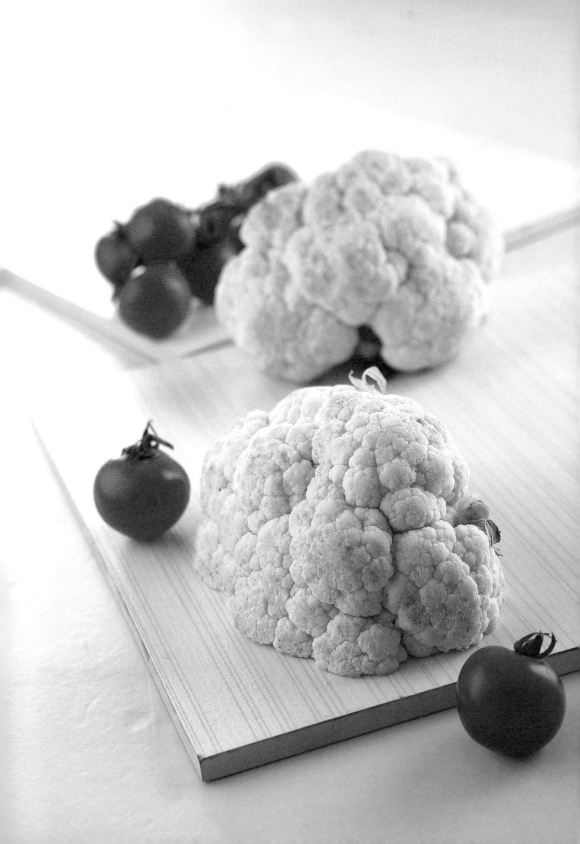

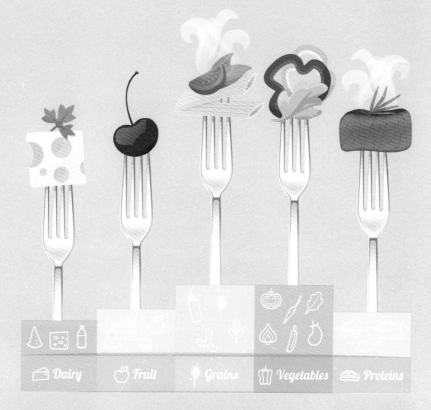

Dairy Fruit Grains Vegetables Proteins

第四章　宝宝缺乏营养素，靠食补

宝宝缺乏营养素，往往是去医院检查时才发现。其实，日常生活中宝宝的很多表现都表示着身体缺乏某种营养素，妈妈们仔细观察就能有所判断。通过食疗或口服制剂，能改善宝宝体内营养素的状况，给宝宝一个健康的身体。营养素虽好，但也不要过量，过量同样也会影响宝宝的身体健康。

6 个月以下	7~12 个月	1~3 岁
▼ 3 毫克 / 天	▼ 5 毫克 / 天	▼ 10 毫克 / 天

锌

锌缺乏时，会以食欲减退、生长迟缓、异食癖和皮炎为突出表现，多发生于小于 6 岁的儿童。患儿食欲缺乏，味觉异常，

常会出现喜欢吃泥土、豆子、纸张等异常表现，医学上称之为"异食癖"。

锌参与人体内许多酶的形成；促进人体生长发育和组织再生；促进食欲；保护皮肤健康；参加免疫功能过程，增强免疫力。

动物和人缺乏锌时，会出现食欲缺乏。

妈妈早护理，宝宝不生病

口服制剂补锌

锌是人体必要的微量元素，人体大约含有 2 克的锌，大部分分布在骨骼、肌肉、血浆和头发中。人们把锌称作"生命的元素"。我国预防和治疗锌缺乏的方法，是采用口服硫酸锌制剂，母乳是锌的良好来源，母乳喂养的宝宝一般不会缺锌。

动物食品补锌

人类的食品中，不论动物还是植物性食品，几乎都含有锌，但因品种不同，含锌量有很大差异。一般动物性食品内锌的生物活性大，较易吸收和利用，植物性食品含锌少，且难以吸收和利用。另外，食物越精细，烹调过程越复杂，锌的丢失也越严重。天然食品中，各种瘦肉、肝、蛋、花生、核桃、杏仁中含锌量较高，一般在 20 毫克 / 千克左右，而牡蛎、鲱鱼的含锌量甚至超过 1000 毫克 / 千克以上，可称"含锌食品之冠"。

每日锌需求量

中国营养学会推荐锌的日需量为：0~6 个月婴儿 3 毫克；7~12 个月婴儿 5 毫克；1~3 岁幼儿 10 毫克；孕妇 20 毫克；乳母 20 毫克；正常成人 10~15 毫克。婴儿补锌靠母乳。至少母乳喂养婴儿 6 个月，然后再逐渐改用牛乳或其他代乳品喂养。母乳中锌的吸收率高，可达 62%。尤其是初乳含锌量高，平均浓度为血清锌的 4~7 倍。

一周食材推荐搭配

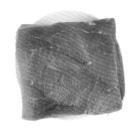

瘦肉 + 菠菜 + 粳米 煮粥

瘦肉 红烧

瘦肉 + 青菜 做小笼包

周一　　　　　　　　瘦肉

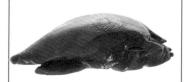

肝 蒸熟碾泥，可作为辅食

肝泥 + 粳米 + 小米 煮粥

肝 + 芹菜 炒菜

周二　　　　　　　　　肝

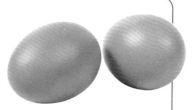

鸡蛋 + 瘦肉或虾仁 做鸡蛋
羹，可作为辅食

鸡蛋 + 葱花 + 面粉 摊饼

周三　　　　　　　　蛋类

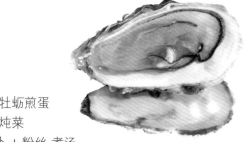

牡蛎 + 鸡蛋 牡蛎煎蛋

牡蛎 + 豆腐 炖菜

牡蛎 + 白萝卜 + 粉丝 煮汤

周四　　　　　　　　牡蛎

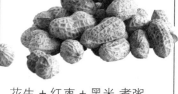

花生 + 红枣 + 黑米 煮粥

花生 + 牛奶 榨汁

花生 + 猪蹄 煮汤

周五　　　　　　　　花生

宝宝补锌宜吃食物

宝宝的日常饮食，不仅要营养丰富均衡，而且在食谱上也
要不断变化。富含锌的食物比较多，动物类有牡蛎、瘦肉、
猪肝、鱼类等；植物类有大豆、玉米、小米等。核桃、松子
中也富含锌。

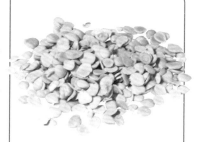

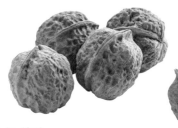

核桃 + 花生 + 牛奶 榨汁

核桃 + 花生 + 红枣 + 荞麦 做米糊

核桃 + 芝麻 + 面糊 摊饼

周六　　　　　　　　核桃

杏仁 + 牛奶 + 吉利丁片 +
白糖 做羹

杏仁 + 牛奶 + 南瓜 做羹

杏仁 + 芹菜 + 虾仁 炒菜

周日　　　　　　　　杏仁

这样吃！宝宝能补锌

孩子缺锌时要注意营养均衡，少吃味精、鸡精等调味料，避免养成挑食、偏食、厌食的习惯，容易造成锌缺乏。锌强化食品和锌制剂要在专业营养师和医生的指导下使用。

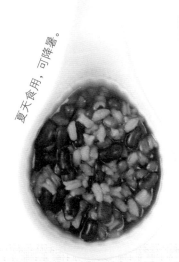

夏天食用，可降暑。

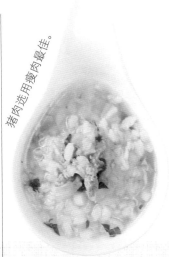

猪肉选用瘦肉最佳。

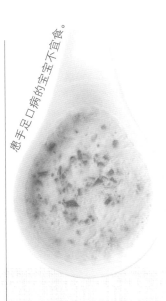

患手足口病的宝宝不食。

三豆粥

材料： 绿豆、黑豆、红豆、粳米各 30 克，白糖适量。

做法： 三种豆类和粳米洗净，浸泡 2 小时；将三种豆类和粳米放入锅中，加水，大火煮沸后转小火煮至豆烂粥熟，加适量白糖调味即可。

功效： 健脾、清热、补气血，能补锌。

青菜肉末粥

材料： 粳米、青菜各 50 克，猪肉 30 克，葱末、姜末、盐各适量。

做法： 猪肉剁成末；青菜洗净，切碎；粳米洗净，加水煮粥；锅中倒油，下猪肉末、葱末、姜末翻炒，放青菜碎略炒，倒粥中煮 10 分钟。

功效： 肉末富含铁、锌等婴儿成长发育必需的矿物质，有助于增强宝宝的抵抗力。

三味蒸蛋

材料： 鸡蛋 1 个，豆腐、鸡肉、胡萝卜各 50 克，海米汤适量。

做法： 豆腐略焯，沥干，捣碎；鸡肉剁成末；胡萝卜去皮，用料理机打碎；鸡蛋打散；食材中加海米汤搅匀，放蒸锅蒸 10~15 分钟。

功效： 鸡蛋富含锌，鸡肉富含锌、铁等宝宝成长必需的矿物质。

（1 岁以后）　　（7 个月以后）　　（1 岁以后）

这样做：全家都爱吃

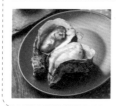

牡蛎可以买干货，也可以买新鲜的，如果碰到新鲜的可以多买一些，自己在家烤。

牡蛎洗净去盖，摆在铺了锡纸的烤盘中；蒜蓉加蒸鱼豉油、油调成汁；烤箱预热 200℃，放牡蛎烤 10 分钟，淋蒜蓉汁再烤 5 分钟。

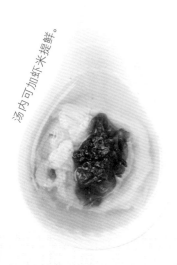

汤内可加虾米提鲜。

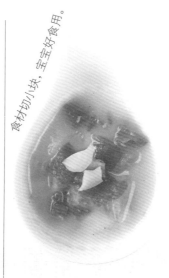

食材切小块，宝宝好食用。

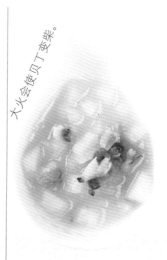

大火会使贝丁变柴。

紫菜蛋花汤

材料： 鸡蛋 1 个，紫菜、盐各适量。

做法： 锅中放入适量的水，烧开，加入打散的鸡蛋；撒上撕小的紫菜及适量盐，烧开即可。

功效： 紫菜富含胡萝卜素和钙、铁，能增强记忆，鸡蛋中含有丰富的营养物质，此菜肴具有补锌、补碘等功效，适合对海鲜不过敏的宝宝。

番茄冬瓜牡蛎汤

材料： 冬瓜 250 克，番茄 1 个，牡蛎干 100 克，盐适量。

做法： 锅中加水，加牡蛎干，大火烧开，小火慢炖至汤发白；冬瓜切块，放牡蛎汤中，大火烧开；放番茄块，加盐，大火烧开，小火炖熟。

功效： 牡蛎富含锌，是公认最好的补锌食物，且含 18 种氨基酸、铁和钙等营养，适合海鲜不过敏的宝宝。

冬瓜贝丁汤

材料： 冬瓜 250 克，扇贝丁 150 克，盐适量。

做法： 冬瓜切成小丁；锅中加油，烧热，加入冬瓜和扇贝丁略炒后加水；大火烧开，转为小火慢炖，加入适量盐。

功效： 扇贝中含有丰富的锌、铁、钙等营养成分，适合对海鲜不过敏的宝宝，大人也适用。

〔 1 岁以后 〕　　〔 2 岁以后 〕　　〔 2 岁以后 〕

新生儿	1~4 个月	4~6 个月	6 个月 ~6 岁
Hb<145 克/升	Hb<90 克/升	Hb<100 克/升	Hb<110 克/升

铁

宝宝缺微量元素铁最容易引起缺铁性贫血症,症状表现为精神不振、皮肤苍白、口唇、手掌、眼睑部位症状表现较为明显,还伴有反应慢,情绪烦躁,头昏,耳鸣,记忆力差等。

其他表现:1.食欲缺乏、恶心、呕吐、腹泻或便秘也是宝宝缺铁的表现症状,缺铁严重的宝宝还可能会有异食癖(喜欢吃泥土、玻璃、煤渣等异物)。

2.缺铁的宝宝常伴有心率加快、呼吸急促等缺氧症状,宝宝活动或哭闹过后此症状尤为明显,宝宝缺铁严重会导致心脏扩大甚至心力衰竭。

另外,宝宝缺铁会使身体免疫力下降,易患各种感染。

妈妈早护理,宝宝不生病

哪些孩子应警惕缺铁

铁是体内含量最丰富的过渡金属元素,是人体必需微量元素之一。它在人体中分布很广,几乎所有的组织都含有铁。婴儿出生6个月之后,母乳中铁营养消耗殆尽,如果不及时补铁,很容易发生缺铁,进而导致贫血。少年儿童由于新陈代谢快,运动量大也容易缺铁。

注:Hb是指血红蛋白含量。

宝宝如何预防铁缺乏

婴幼儿要及时添加辅食,6个月添加蛋黄、鱼泥等;7个月起添加肝泥、肉末、血类、红枣泥等食物;另外,早产儿从2个月起、足月儿从4个月起可在医生指导下补充铁剂,以加强预防。

哪些食物最补铁

食品中含铁量最高的为木耳、海带、动物血液和肝脏。其次为肉类、豆类、蛋类和绿叶蔬菜,乳类中含铁量少。蛋黄中含铁量较多,但吸收率仅3%。豆类、玉米类食物铁的吸收率可达5%~10%。而动物血、肝脏、瘦肉和鱼类不仅含铁丰富且吸收率高达11%~22%,是补充铁剂的良好食物来源。母乳铁含量虽不多,但吸收率高达50%。因此最好选择母乳喂养。

一周食材推荐搭配

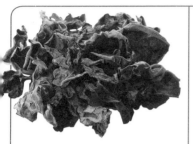

木耳 凉拌

木耳 + 山药 + 胡萝卜 炒菜

木耳 + 鸡蛋 + 猪瘦肉 蒸包子

周一　　　　　　　　　　木耳

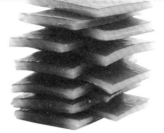

海带 凉拌

海带 + 排骨 + 白萝卜 煮汤

海带 + 牛肉 煮汤

周二　　　　　　　　　　海带

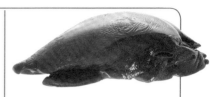

肝 蒸熟，碾成肝泥，可作为辅食

肝 + 菠菜 + 粳米 煮粥

肝 + 胡萝卜 + 木耳 炒菜

肝 蒸熟 凉拌

周三　　　　　　　　　　肝

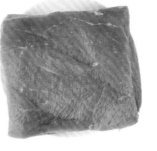

瘦肉 + 莲藕 制馅儿

瘦肉 + 各种蔬菜 + 粳米 煮粥

瘦肉 + 山药 炒菜

瘦肉 蒸丸子

周四　　　　　　　　　　瘦肉

大豆 榨豆浆

大豆 + 小米 + 南瓜 煮粥

大豆 + 肉 红烧肉

周五　　　　　　　　　　大豆

宝宝补铁宜吃食物

从宝宝满 6 个月添加辅食，就要开始添加一些补铁的食物了，蛋黄、猪肝、瘦肉、菠菜都是这一时期较好的选择。宝宝逐渐长大后，可以食用红枣、猪血、牛奶以及各种豆类。

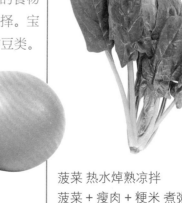

鸡蛋 煮熟直接食用

鸡蛋 蒸鸡蛋羹

鸡蛋 + 番茄 炒菜

鸡蛋 + 虾仁 炒菜

周六　　　　　　　　　　鸡蛋

菠菜 热水焯熟凉拌

菠菜 + 瘦肉 + 粳米 煮粥

菠菜 + 鸡蛋 + 面粉 包饺子

菠菜 + 猪肝 煮汤

周日　　　　　　　　　　菠菜

这样吃！宝宝能补铁

缺铁的宝宝不能以素食为主，应多食用红肉，有助于改善贫血。缺铁的宝宝不应该喝碳酸类饮料，否则会妨碍铁的吸收。铁强化食品和铁制剂要在专业营养师和医生的指导下使用。

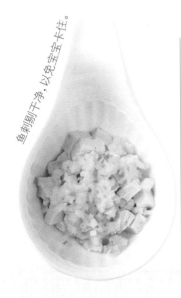

鱼刺剔干净，以免宝宝卡住。

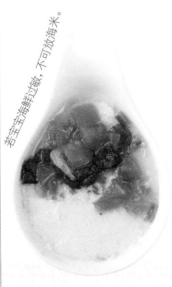

若宝宝海鲜过敏，不可放海米。

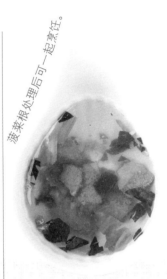

菠菜根处理后可一起烹饪。

鱼泥豆腐

材料： 草鱼 50 克，豆腐 80 克，盐、葱末、香油、淀粉各适量。

做法： 草鱼处理干净，剁泥，拌入适量淀粉；豆腐洗净，切块；在切好的豆腐块上铺上鱼泥，放入蒸锅，大火蒸 7 分钟至熟，出锅后加葱末、盐、香油。

功效： 鱼泥高蛋白、低脂肪，富含维生素、铁、钙等营养。

（7 个月以后）

什锦蛋羹

材料： 鸡蛋 1 个，虾米 3 克，番茄丁、菠菜末各 30 克，盐、淀粉各适量。

做法： 鸡蛋打散，加盐和温开水搅匀；放笼屉，上锅蒸 15 分钟，成豆腐脑状；炒锅加水，水开后放虾米、菠菜和番茄丁，加盐和淀粉调芡汁，浇在蛋羹上即可。

功效： 鸡蛋含维生素、矿物质及蛋白质。

（1 岁以后）

菠菜猪肝汤

材料： 猪肝 100 克，菠菜 200 克，盐适量。

做法： 将菠菜洗净，切碎；猪肝切薄片，用油、盐拌匀；锅中加水，沸后加入菠菜及猪肝，煮至猪肝熟。

功效： 猪肝能防治贫血，补充维生素 A，富含蛋白质、钙、磷、铁、锌、叶酸等物质。菠菜富含维生素 C、胡萝卜素、蛋白质、铁、钙、磷。

（7 个月以后）

🍲 这样做：全家都爱吃

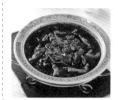

水煮牛肉：牛肉洗净，切薄片，用干淀粉、盐抓匀；莴笋切段，和豆芽用开水焯熟，沥干后放大碗里；热锅倒油，下姜片、花椒和豆瓣酱，炒匀加水，水开后慢慢放牛肉，划散后关火。牛肉倒入大碗，撒辣椒面，热油泼在辣椒面上。

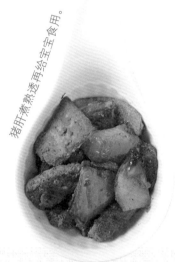

猪肝煮熟透再给宝宝食用。

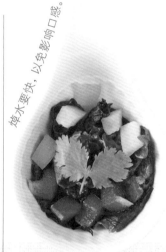

焯水要快，以免影响口感。

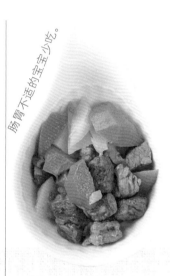

肠胃不适的宝宝少吃。

洋葱炒猪肝

材料：猪肝150克，洋葱半个，生抽、盐、白糖、料酒、姜丝、淀粉各适量。

做法：猪肝洗去残血，切薄片，用淀粉、生抽、盐、姜丝和料酒腌制20分钟；洋葱切片；油锅烧热，下猪肝炒变色，下洋葱，加盐、白糖炒熟。

功效：猪肝能防治贫血，补充维生素A，富含蛋白质、钙、磷、铁、维生素、叶酸。

(3 岁以后)

彩椒拌木耳

材料：木耳100克，彩椒2个，醋、盐、香油、香菜叶各适量。

做法：彩椒洗净切小丁；木耳泡发，撕小朵，把木耳下开水中，快速焯水后捞出放到干净的盘子里，倒入醋、盐、香油，拌匀，撒上香菜叶。

功效：木耳是"菌中之冠"，能溶解消化系统无法消化的异物，能预防缺铁性贫血。

(3 岁以后)

土豆烧牛肉

材料：土豆2个，牛肉350克，胡萝卜1根，盐、料酒、葱段、姜片各适量。

做法：土豆和胡萝卜切块；牛肉切块冷水入锅煮开，捞出沥干；油锅烧热，爆香葱段、姜片，放牛肉；加料酒和水，煮开后中小火煮烂，加土豆和胡萝卜烧20分钟，加盐。

功效：牛肉是滋养之品，能健脾养胃，强筋健骨。

(3 岁以后)

轻微者	严重者
▼ 哭闹、不易入睡、多汗、易惊吓、厌食	抽搐、出牙迟、O形腿、鸡胸

钙

儿童缺钙会出现佝偻病，若血钙降低，轻微者出现哭闹、不易入睡、多汗、易惊吓、厌食等症状，严重的甚至发生抽搐、出牙迟、O形腿、鸡胸等，生长痛可能也与缺钙有关。长期缺钙会导致骨骼和牙齿发育不良，血凝不正常，甲状腺机能减退。

微量元素钙是骨骼、牙齿的主要成分；能促进酶的活性；参与凝血过程。微量元素钙主要在小肠内通过主动转运和被动转运吸收。

妈妈早护理，宝宝不生病

婴幼儿钙的吸收率高

钙的吸收与年龄有很大关系，婴幼儿正处于生长发育阶段，对钙的吸收较成年人高。随着年龄的增长，人体对钙的吸收率越来越低。

从膳食中摄取钙

对于宝宝来讲，养成良好的饮食习惯，从膳食中摄取钙是最好的方法。所以每天要吃富含钙的食物，如海产品、奶类及其制品、豆制品、蔬菜、鸡蛋等。

补钙靠食补

补钙应以食补为首选。在日常饮食中，要注意粗细搭配、荤素搭配，多吃绿色蔬菜，养成良好的生活习惯。多吃含钙高的食物，如乳制品、豆类及豆制品、蛋黄、虾皮等。

一周食材推荐搭配

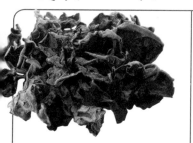

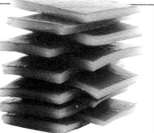

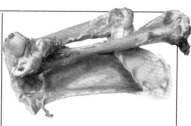

木耳 凉拌
木耳 + 鸡蛋 炒菜
木耳 + 杏鲍菇 + 粳米 煮粥

周一　　　　　　　　　木耳

海带 凉拌
海带 + 白萝卜 + 排骨 煮汤
海带 + 牛肉 煮汤

周二　　　　　　　　　海带

棒骨 + 白萝卜 煮汤
棒骨 酱熟
棒骨 + 山药 煮汤

周三　　　　　　　　　棒骨

虾皮 做虾皮粉，可作为辅食
虾皮 + 鸡蛋 蒸蛋羹
虾皮 + 紫菜 煮汤

周四　　　　　　　　　虾皮

大豆 + 核桃 榨豆浆
大豆 + 木耳 炒菜
大豆 + 猪蹄 炖肉

周五　　　　　　　　　大豆

宝宝补钙宜吃食物

可以给宝宝吃一些富含钙的食物，如虾皮、海带、菠菜、油菜、豆类及豆制品等。要注意，影响钙吸收的有纤维素，还有含草酸高的蔬菜，菠菜、油菜含有草酸或植酸，会影响钙吸收，需提前焯熟。宝宝饮食中若含盐量高，或吃了大量蛋白质，钙就容易流失。

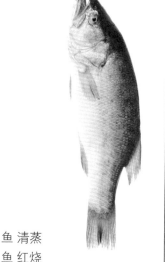

豆腐 + 肉末 做羹
豆腐 + 小葱 凉拌
豆腐 + 蘑菇 煮汤

周六　　　　　　　　　豆腐

鱼 清蒸
鱼 红烧
鱼 + 豆腐 煮汤

周日　　　　　　　　　鱼

这样吃！宝宝能补钙

补钙过度会影响宝宝的胃口，容易出现厌食、便秘等问题。高钙量的摄入还会影响宝宝身体对铁、锌、镁等元素的吸收。

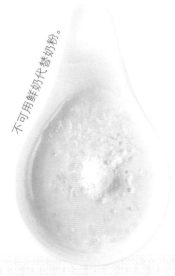

不可用鲜奶代替奶粉。

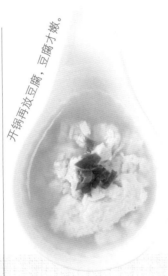

开锅再放豆腐，豆腐才嫩。

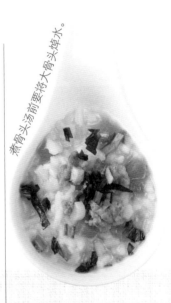

煮骨头汤前要将大骨头焯水。

美味牛奶粥

材料：粳米50克，奶粉3勺。

做法：粳米淘洗干净，用水浸泡1小时，然后放入锅中熬煮成粥。一碗粥中加入3勺奶粉，搅拌均匀即可。

功效：奶粉含有人体所需的营养素，可以满足宝宝的生长，因此加入粳米的牛奶粥适合添加辅食的宝宝。

（6个月以后）

鸡蛋豆腐汤

材料：鸡蛋1个，豆腐200克，大骨头汤、小葱、盐各适量。

做法：鸡蛋打散备用，豆腐碾碎，小葱切末，大骨头汤煮开，放入豆腐，大火煮开后转小火，加适量盐，撒入蛋花，关火后放小葱末。

功效：鸡蛋、豆腐含有丰富的钙，吃起来又软又嫩，特别适合给还不太会咀嚼的宝宝吃。

（1岁以后）

骨汤菜肉粥

材料：胡萝卜半根，青菜2棵，瘦肉30克，粳米100克，骨头汤、葱末、姜末、盐各适量。

做法：青菜切碎；瘦肉剁成肉末，锅中倒油，放葱末、姜末与肉末炒熟，胡萝卜切丁，与骨头汤和粳米一起煮粥；粥成时倒入肉末再煮，最后倒青菜碎，加盐，煮熟。

功效：骨头汤含有丰富的钙，用它来煮粥味道更鲜美。

（1~2岁）

🍴 这样做：全家都爱吃

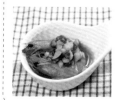

鲜虾洗净，去须和虾线，锅中倒入较多的油，油热后倒入鲜虾，炸至鲜虾变成红色捞出。锅中留适量油，爆香葱、花椒和蒜，放干辣椒、香辣酱，炒匀后倒入适量水，加盐，倒入虾，翻炒至汤汁被虾吸收即可。

鱼肉一定要剔干净刺。

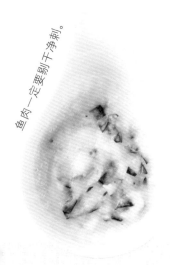

少放花椒以免掩盖鲜味。

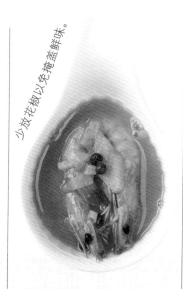

豆腐提前蒸更入味。

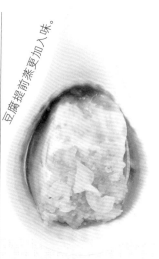

米粉鱼肉粥

材料： 米粉或乳儿糕 100 克，鱼肉、青菜各 15~25 克，盐适量。

做法： 青菜洗净，剁碎；鱼肉处理干净，剁泥；米粉或乳儿糕加水浸软，搅拌成糊，倒入锅中，大火煮沸；再将青菜碎、鱼肉泥倒入锅中，煮至鱼肉熟透，加盐。

功效： 鱼肉富含钙，能促进宝宝长个，促进脑发育。

(6个月以后)

盐水虾

材料： 大虾 300 克，葱段、姜片、花椒、盐、料酒各适量。

做法： 大虾洗净，剪虾须，剔虾线；锅中加水，加入葱段、姜片、花椒、料酒，大火煮开；倒入大虾，转中火 2 分钟，再加入少量盐，继续煮 3 分钟；加锅盖焖 10 分钟。

功效： 大虾富含钙、硒等微量元素，其含钙量居各种动植物食品之首。

(2岁以后)

虾蓉蒸豆腐

材料： 虾仁 10 只，嫩豆腐 1 盒，蒸鱼豉油、葱花各适量。

做法： 嫩豆腐倒扣盘子中；虾仁洗净沥干，剁虾蓉，平抹在豆腐上；放蒸锅中大火至水开后，改小火蒸 15 分钟以上；倒掉水分，撒葱花，倒蒸鱼豉油；热油泼在葱花上。

功效： 豆腐富含钙质，有助于补钙。

(7个月以后)

轻微者	严重者
▼ 不能满足能量供应	▼ 心肌疾病

硒

人体利用硒的优先顺序为：脑和睾丸最优先，其次为肾脏、心脏、肝脏和血浆，最后为骨骼、肌肉和红细胞。缺硒会产生多种组织病变，如心肌疾病等。特别重要的是脑，儿童脑功能的优劣，取决于硒。补硒能使儿童大脑等组织器官发育正常。

补硒可保证儿童生长发育中的能量供应。儿童从胃肠道吸收的营养物质需要经过含硒酶的酶促反应才能转化为能量，供应机体的需要。缺硒时，这些含硒酶的活性减低，能量供应就不能满足儿童生长发育的需要。

硒能增进视觉灵敏度，缺硒易得近视，给予富硒食物后，可提高视力。

妈妈早护理，宝宝不生病

妈妈如何给宝宝补硒

一般建议采取食疗和药疗的方式来给宝宝补硒。黄油、鱼粉、龙虾、蘑菇、猪肾、大蒜等食物虽然含有一定的硒元素，但吸收率不太理想。营养学家提倡补充有机硒，如硒酸酯多糖、硒酵母、富硒麦芽等。

补硒不当易中毒

需要注意的是，硒的需要量和中毒量之间比较接近，人轻度或中度缺硒，征兆和症状不明显。摄入过量的硒将引起硒中毒，其症状为胃肠障碍、腹水、贫血、毛发脱落、指甲及皮肤变形、肝脏受损。

多吃含蛋白质和维生素的食物

正常人如摄入超过生理需要量50倍的硒有中毒的危险。预防硒过量和中毒可增加饮食中蛋白质和维生素的摄入量，多吃些牛奶、大豆、蛋、鱼和植物油等食品，可增加硒的排泄，降低硒的毒性。

一周食材推荐搭配

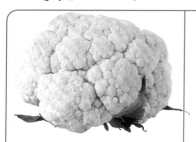

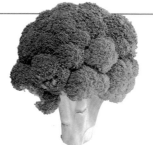

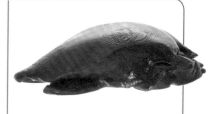

菜花 + 番茄 炒菜
菜花 + 凉拌
菜花 + 甜椒 炒菜

| 周一 | 菜花 |

西蓝花 + 蒜蓉 炒菜
西蓝花 + 木耳 凉拌
西蓝花 + 瘦肉 炒菜

| 周二 | 西蓝花 |

肝 蒸熟做肝泥，作为辅食
肝 + 菠菜 + 粳米 煮粥
肝 + 胡萝卜 炒菜

| 周三 | 肝 |

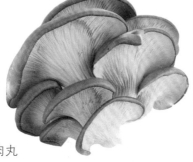

蘑菇 煮汤
蘑菇 + 木耳 炒菜
蘑菇 + 青菜 炒菜
蘑菇 + 瘦肉 + 糯米 糯米肉丸

| 周四 | 蘑菇 |

芦笋 + 虾仁 炒菜
芦笋 + 牛肉 炒菜
芦笋 + 杏鲍菇 炒菜

| 周五 | 芦笋 |

宝宝补硒宜吃食物

宝宝成长中需要的硒，通过正常饮食来补充就够了。菜花、西蓝花、百合、洋葱等十字花科和百合科蔬菜含硒量较高。动物性食物含硒较植物性食物多，尤其是海产品和动物内脏。

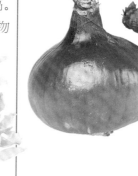

百合 + 木耳 + 莴笋 炒菜
百合 + 红豆 煮汤
百合 + 小米 煮粥

| 周六 | 百合 |

洋葱 + 鸡蛋 + 面粉 摊饼
洋葱 + 瘦肉 炒菜
洋葱 + 番茄 煮汤

| 周日 | 洋葱 |

这样吃！宝宝不缺硒

如果宝宝缺硒较严重，需要药物补充，一定要咨询医生或专业营养师的意见，不能盲目随意地给宝宝补硒。

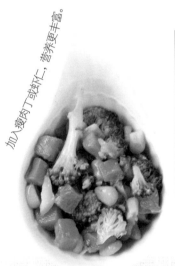

加入瘦肉丁或虾仁，营养更丰富。

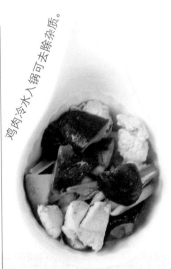

鸡肉冷水入锅可去除杂质。

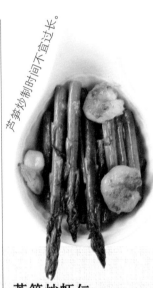

芦笋炒制时间不宜过长。

西蓝花彩蔬小炒

材料： 西蓝花300克，胡萝卜、玉米粒各50克，盐适量。

做法： 西蓝花用淡盐水浸泡30分钟，胡萝卜切小丁；烧水，下胡萝卜丁、玉米粒、西蓝花焯2分钟捞起。油锅烧热，下所有材料，加盐大火翻炒4分钟即可。

功效： 西蓝花含硒量高，且色香味俱全，能提高孩子食欲。

小鸡炖蘑菇

材料： 童子鸡1只，干榛蘑或香菇70克，葱段、蒜瓣、八角、盐、料酒、生抽、白糖各适量。

做法： 童子鸡洗净，剁小块；干榛蘑或香菇用温水泡发；油锅烧热，放鸡块翻炒至变色，下葱段、蒜瓣、八角；加调料，加开水；汤汁沸腾后放榛蘑或香菇炖50分钟。

功效： 蘑菇和鸡肉都是含硒较多的食材。

芦笋炒虾仁

材料： 芦笋250克，虾仁200克，盐、香葱、姜片各适量。

做法： 芦笋去根切小段，虾仁洗净；芦笋用开水焯烫一下捞出；虾仁焯烫沥干水分；炒锅倒油，爆香葱、姜片，倒入虾仁翻炒片刻盛出；然后放入芦笋翻炒，加入适量盐；加入虾仁炒熟。

功效： 大虾中富含钙、硒，芦笋富含维生素、矿物质等。

（2岁以后） （2岁以后） （2岁以后）

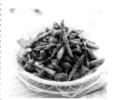

这样做：全家都爱吃

黑椒芦笋牛肉粒：牛肉切成2厘米的正方形小粒，放料酒、盐和黑胡椒拌匀，腌制30分钟。油锅烧热，下干辣椒和葱、姜、蒜爆香，倒牛肉粒中火快速翻炒，变色后加芦笋，翻炒均匀后加50毫升热水，调小火微炖一会儿加盐调味。

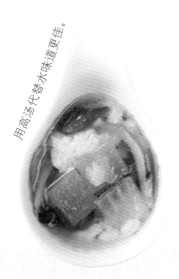

用高汤代替水味道更佳。

蘑菇片莴笋蛋汤

材料：蘑菇100克，莴笋250克，鸡蛋2个，盐、葱花各适量。

做法：莴笋去皮，切片；蘑菇洗净切片；锅中热油，下葱花，放莴笋片煸炒，加水煮开；加蘑菇片，煮开后将鸡蛋打散倒入汤中，加盐。

功效：莴笋含钙、磷、钾、钠、镁、硒等；蘑菇是硒、铜、钾等营养的绝佳食物来源。

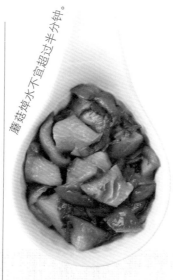

蘑菇焯水不宜超过半分钟。

蚝油干煸蘑菇

材料：蘑菇300克，蚝油、料酒、盐、葱花各适量。

做法：蘑菇洗净切片；蘑菇焯一下捞出沥干；油温七成热，倒入葱花、蘑菇，加料酒煸炒均匀；加入适量盐及蚝油继续煸炒，炒熟。

功效：蘑菇营养丰富，是硒、铜、钾、色氨酸和维生素B_2、维生素B_3、维生素B_5的绝佳食物来源，适合硒缺乏的宝宝。

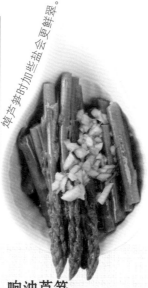

焯芦笋的加些盐会更鲜翠。

响油芦笋

材料：芦笋300克，盐、姜、蒜、香油、生抽、蚝油各适量。

做法：锅中加水，加盐和香油，烧开后放芦笋焯水1分钟沥干；姜和蒜切末，撒在芦笋上；锅中倒生抽、适量蚝油，烧开撒到芦笋上；锅中倒油加热，淋到芦笋上。

功效：芦笋含硒量比一般蔬菜高。

（2岁以后）　（2岁以后）　（3岁以后）

铜缺乏	铜过量
▼ 抵抗力低下，反复感染等	▼ 嘴里有金属味道，上腹疼痛，恶心等

铜

宝宝缺铜，可能出现贫血、智力减退、癫痫发作、视力减退、心脏和循环系统问题，另外还有抵抗力低下，容易反复感染等情况。有的宝宝还会有自发性骨折、骨骼畸形等情况。

铜是人体中不可缺少的微量元素。铜存在于人们的所有器官和组织中，其中肝脏含铜量最高，其次是脑和心脏，铜通常与蛋白质或其他有机物结合。世界卫生组织（WHO）推荐成人每天应摄入 2~3 毫克的铜，由于人体所需的铜不能从体内合成，所以需要通过日常饮食来摄入足够的铜。

妈妈早护理，宝宝不生病

铜对宝宝很重要

铜参与机体内蛋白质和酶的组成，研究结果表明，人体内至少有20种酶含有铜，其中需要铜参与的酶至少有10种，铜可以促进骨骼生长，血细胞的发育，铁的转运和吸收，心脏肌肉的正常运动，大脑的发育等。成人的身体健康和机体的正常功能发挥也需要铜。

可以从饮用水中获取

天然水含铜很低，每升在 0.1 毫克以下。但是饮用水中含有一定量的铜，可以作为日常铜摄入的一个补充。倘若饮用水中含有超过 0.25 毫克/升的铜，则人们可以从中获得显著的补充。但世界卫生组织建议，饮水中的铜含量不要超过 2 毫克/升。

要谨防铜过量

如果过量摄入铜，会引起铜中毒，出现胃肠道中毒的症状，嘴里有金属味道，上腹疼痛，恶心，呕吐，腹泻，严重的还可能出现胃肠黏膜溃疡、溶血，对肝和肾的损伤也是极大的。如果误食了这类食物，应急情况下可以用牛奶洗胃，并及时去医院就诊。

一周食材推荐搭配

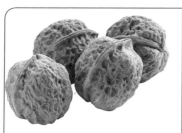

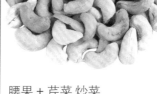

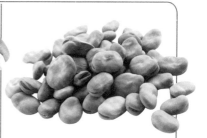

核桃 核桃露

核桃 + 花生 + 牛奶 混合搅打

核桃 + 面粉 制桃酥

周一   **核桃**

腰果 + 芹菜 炒菜

腰果 + 虾仁 炒菜

腰果 + 面粉 做点心

周二   **腰果**

蚕豆 + 鸡蛋 煮汤

蚕豆 + 虾仁 炒菜

蚕豆 + 韭菜 炒菜

周三   **蚕豆**

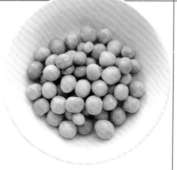

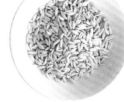

豌豆 煮熟碾泥，可作为辅食

豌豆 + 肉末 炒菜

豌豆 + 虾仁 炒菜

周四   **豌豆**

燕麦 + 牛奶 + 鸡蛋 煮熟

燕麦 + 鸡蛋 + 蜂蜜 做饼干

燕麦 + 小米 煮粥

周五   **燕麦**

宝宝补铜宜吃食物

含铜比较丰富的食物有坚果类，如核桃、腰果；豆类，如蚕豆、豌豆；谷类，如燕麦、黑麦；蔬菜；动物的肝脏；肉类及鱼类等。通常 10 片全麦面包约含铜 1 毫克。一般肉类食物平均含铜 2.5 毫克 / 千克，动物肝脏以及贝类含铜量高，平均超过 20 毫克 / 千克。

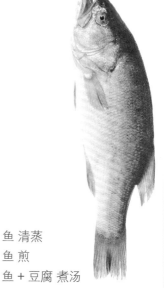

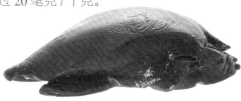

猪肝 蒸熟碾泥，可作为辅食

猪肝 + 芹菜 炒菜

猪肝 + 番茄 + 菠菜 + 面条 煮面

周六   **猪肝**

鱼 清蒸

鱼 煎

鱼 + 豆腐 煮汤

周日   **鱼**

这样吃！宝宝不缺铜

宝宝如果缺铜较多，要找专业医师和营养师处理。不过宝宝缺铜的情况较少，要谨防铜过量及铜中毒的情况发生。

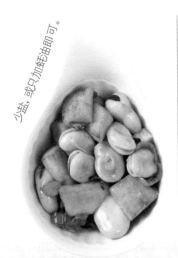

少盐，或只加蚝油即可。

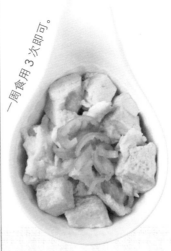

一周食用 3 次即可。

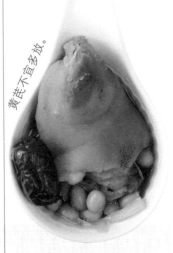

黄芪不宜多放。

蚝油蚕豆杏鲍菇

材料： 新鲜蚕豆300克，杏鲍菇1根，盐、葱、姜、蒜、蚝油各适量。

做法： 杏鲍菇洗净切丁，葱、姜、蒜切碎。炒锅热油，爆香葱、姜、蒜；倒杏鲍菇翻炒；加蚕豆翻炒至熟；加入蚝油、盐翻炒均匀。

功效： 蚕豆中除铜外，还含蛋白质、粗纤维、磷和钾。患"蚕豆病"的宝宝不宜食用。

金银豆腐

材料： 豆腐300克，鸡蛋2个，葱花、盐各适量。

做法： 豆腐放入蒸锅，隔水蒸10分钟，冷却后，切去老皮，切块；鸡蛋中放适量盐打散，倒入豆腐，拌匀；锅中倒油，倒入鸡蛋、豆腐，中火炒熟，撒葱花搅匀。

功效： 豆腐被称为"植物肉"，含有铁、镁、钾、铜、钙等矿物质及蛋白质等营养元素。

黄芪大豆煲猪蹄

材料： 大豆200克，猪蹄2个，黄芪、葱、姜、肉桂、红枣、盐、料酒各适量。

做法： 大豆在水中泡4个小时；猪蹄放锅中加水煮沸，盛出备用；猪蹄放入锅中，倒入料酒、盐、黄芪、葱、姜、肉桂、红枣、大豆及水，煲至猪蹄熟烂即可。

功效： 猪蹄含蛋白质、脂肪、铜、钙、镁及各种维生素。

（3 岁以后）　（1 岁以后）　（3 岁以后）

这样做：全家都爱吃

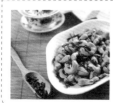

买回来的生腰果，可以做盐焗腰果，放在密封的罐子里，平时可以作为零食食用。

生腰果洗净，用厨房纸巾擦拭，晾干，放入小盆里，倒入适量的油、盐摇晃均匀，静置半小时。烤箱预热180℃，放入腰果，烤30分钟，至颜色金黄。

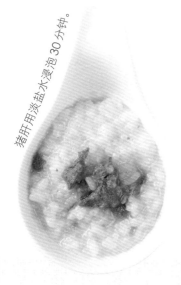

猪肝用淡盐水浸泡30分钟。

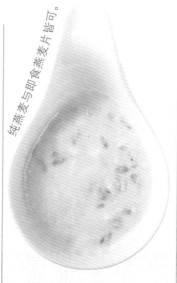

纯燕麦与即食燕麦片皆可。

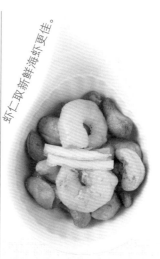

虾仁取新鲜海虾更佳。

猪肝粥

材料：猪肝150克，粳米50克，糯米20克，料酒、盐、淀粉、葱段各适量。

做法：猪肝切片，泡去血水，淋料酒、淀粉拌匀，腌制30分钟；将糯米、粳米倒入锅中，加水煮粥，快熟时放猪肝，放葱段、盐，稍煮片刻。

功效：猪肝富含维生素A和铁、锌、铜，最好用流动水冲洗干净，浸泡后再煮粥。

牛奶鸡蛋燕麦粥

材料：牛奶200毫升，鸡蛋1个，燕麦片适量。

做法：鸡蛋打散；牛奶用奶锅煮至沸腾，慢慢倒入蛋液搅拌均匀，倒入燕麦片煮3分钟即可。

功效：燕麦富含镁和维生素B_1，还含有磷、钾、铁、泛酸、铜和纤维素。这款粥适合早餐食用，也可用即食燕麦片，倒入牛奶粥泡软。

腰果炒虾仁

材料：虾仁200克，腰果1把，葱丝、姜丝、料酒、盐各适量。

做法：锅中倒油，下腰果，小火慢炸，炸至表面金黄捞出，放凉；虾仁洗净；油锅烧热，下葱丝、姜丝爆香，下虾仁翻炒，加料酒和盐，倒腰果拌匀。

功效：腰果含有脂肪、碳水化合物和蛋白质，除了补充铜外，还可补充能量。

（1岁以后） （2岁以后） （3岁以后）

动物蛋白	植物蛋白
▽ 肉类及禽蛋类	▽ 豆类食物

蛋白质

蛋白质是构成人体组织、细胞和体液的主要成分，也是保证生理功能的重要物质，是生命的基础。人体内蛋白质量约占体重的 1/5，肌肉和神经细胞含蛋白质量最多，脏器及腺组织次之。蛋白质更主要的作用是促进生长发育和新陈代谢。

动物蛋白如肉类及禽蛋类等，在提供蛋白质时也会使我们食入饱和脂肪和胆固醇等对身体不利成分。选用瘦肉、鱼、去皮鸡肉和蛋清最佳，这些是优质蛋白质。

植物蛋白，主要存在于豆类食物中，植物蛋白含饱和脂肪及胆固醇都很低，同时含有大量膳食纤维。

妈妈早护理，宝宝不生病

蛋白质怎么补最安全

除大部分蔬菜和水果外，几乎所有的食物都含有蛋白质，而人们在选择食材补充蛋白质时，应当优先选择含有优质蛋白质的食物，同时应当搭配不同食材，以达到必需氨基酸相互补充的目的。

哪些食物含优质蛋白质

大多数动物性食材中均含有优质蛋白质，如牛奶、鸡蛋、瘦肉、鱼、贝类等；植物性食材中一般少有蛋白质，且蛋白质质量不高，唯一的例外是大豆及豆制品，大豆中含有的优质蛋白质达 40% 以上。

如何补充不过量

婴幼儿生长发育快，蛋白质的需求也相对较高。过量的摄入蛋白质会增加肾脏的负担。因此蛋白质的摄入要根据营养状况、生长发育要求，以达到供求平衡。通常蛋白质摄入所产生的热量约占总热量的 20% 为宜。

一周食材推荐搭配

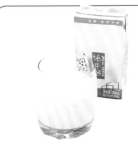

牛奶 + 粳米 煮粥

牛奶 + 鸡蛋 牛奶鸡蛋羹

周一 牛奶

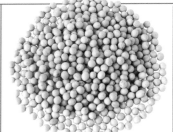

大豆 + 核桃 打成豆浆

大豆 发豆芽

大豆 + 猪蹄 煮汤

周二 大豆

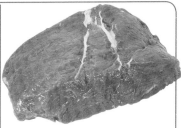

牛肉 + 番茄 炖菜

牛肉 + 杏鲍菇 炒菜

牛肉 + 土豆 炖菜

周三 牛肉

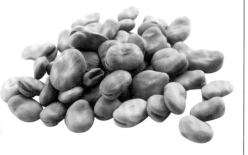

蚕豆 + 葱 炒菜

蚕豆 + 瘦肉 炒菜

蚕豆 水煮

周四 蚕豆

豆皮 + 洋葱 凉拌

豆皮 + 青椒 炒菜

豆皮 + 胡萝卜 炒菜

周五 豆皮

宝宝补充蛋白质宜吃食物

牛奶及奶制品中的蛋白质是高质量的，当它与一些碳水化合物食品相结合时，其营养成分非常符合运动饮食的要求。在中国，最方便经济的蛋白质来源还是豆制品。大豆本身是高蛋白植物，但未经加工时非常难以消化吸收。一旦做成豆腐或豆浆，吸收率立即达到 97%，而且其蛋白质是没有胆固醇的全价蛋白质。

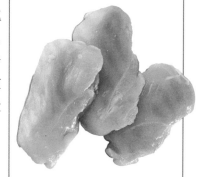

鸡蛋 蒸蛋羹

鸡蛋 + 番茄 炒菜

鸡蛋 + 土豆 + 面粉 摊饼

周六 鸡蛋

鸡肉 + 土豆 炖菜

鸡肉 + 香菇 煮汤

鸡肉 红烧

周日 鸡肉

这样吃！宝宝能补蛋白质

不管你选择吃什么食物来增加宝宝的营养，请记住每千克体重需要
1~2 克蛋白质，但最高不超过 2.6 克的标准。过多的营养不但变不
成肌肉，还会化成脂肪贮存在皮下。

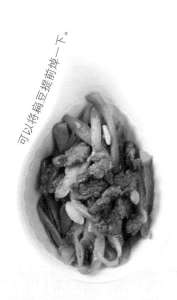

可以将扁豆提前焯一下。

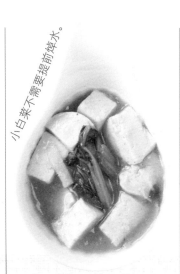

小白菜不需要提前焯水。

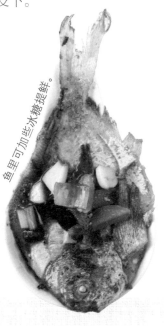

鱼里可加些冰糖提鲜。

扁豆炒瘦肉

材料： 瘦肉丝 25 克，扁豆 100 克，葱末、姜末、盐各适量。

做法： 扁豆洗净，切丝；热锅起油，倒入瘦肉，炒至八成熟；另起油锅，爆香葱末、姜末，倒入扁豆，炒断生；倒入炒好的瘦肉丝，翻炒至全熟，加适量的盐。

功效： 扁豆富含蛋白质、脂肪、钙、磷、铁及各种维生素。瘦肉富含蛋白质。

（2 岁以后）

小白菜豆腐汤

材料： 小白菜 100 克，豆腐 50 克，姜丝、盐、鸡汁各适量。

做法： 热锅加油，放入姜丝炒香；加入水及鸡汁煮开；放入豆腐小火煮开；放入小白菜，加入适量的盐。

功效： 小白菜为含维生素及矿物质最丰富的蔬菜之一，有助于增强机体免疫力；豆腐富含蛋白质，加适量鸡汁，使汤更具新鲜味道。

（1 岁以后）

红烧鲆鱼

材料： 带骨鲆鱼 1 条，葱段、姜片、蒜瓣、豆瓣酱各适量。

做法： 鲆鱼洗净刻花刀，在刀口处放姜片，倒料酒腌制 10 分钟；油约七成热时，将鱼两面炸至金黄，取出；油锅中爆香葱段、姜片、蒜瓣，放适量豆瓣酱；倒水，放鱼，盖锅盖大火煮开，小火收汁。

功效： 每 100 克鲆鱼含 18.5 克蛋白质，还含镁、铁等。

（2 岁以后）

这样做：全家都爱吃

早餐

煮鸡蛋、牛奶、面包片等。

两餐之间加餐

坚果 (约一小把，适合较大孩子食用)

或苹果一个 (中)

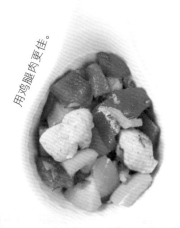

用鸡腿肉更佳。

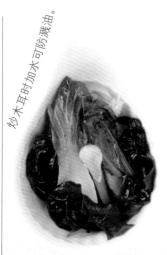

炒木耳时加水可防溅油。

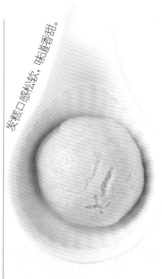

发糕口感松软，味道香甜。

彩椒炒鸡丁

材料： 鸡肉 50 克，彩椒 100 克、姜丝、盐各适量。

做法： 将彩椒、鸡肉切块；热锅下油，放彩椒大火翻炒片刻盛出；热锅下油，爆香姜丝，加鸡肉翻炒；倒入彩椒，放盐即可。

功效： 彩椒富含维生素 C 及维生素 B_6，能促进食欲。彩椒和鸡肉配合可促进消化，改善食欲缺乏。

木耳炒油菜

材料： 木耳 10 克，油菜 150 克、葱末、蒜末、盐各适量。

做法： 木耳泡发，油菜洗净；热锅放油，葱末、蒜末炝锅；倒木耳翻炒；倒油菜，加盐，继续翻炒片刻。

功效： 木耳被称为"素中之荤""素中之王"，含有丰富的铁。油菜中含有丰富的钙、铁和维生素。

玉米面发糕

材料： 面粉 250 克，玉米面 50 克，牛奶 180 毫升，白糖 20 克，酵母 3 克。

做法： 牛奶加酵母，静置 3 分钟，加入玉米面中，拌匀；面粉中加白糖；将玉米糊倒入面粉，揉成团，发酵；面团发至两倍大，放入蒸笼，大火蒸 30 分钟。

功效： 玉米含脂肪、磷、维生素 B_2、硒及膳食纤维。

（2 岁以后）　　（2 岁以后）　　（1 岁以后）

轻微者	严重者
▼ 头晕、心悸、脑功能障碍	▼ 低血糖昏迷

碳水化合物

也称糖类，分为单糖（如葡萄糖、果糖、半乳糖）、双糖（如乳糖、蔗糖）以及多糖。给机体供给能量，是糖类最主要的功能，营养学家认为碳水化合物热量占总热量的60%~65%为宜。

缺乏碳水化合物会导致全身无力，疲乏，血糖含量降低，产生头晕、心悸、脑功能障碍等，严重者会导致低血糖昏迷。而摄入过多的碳水化合物时，将会转化成多余的脂肪贮藏体内，导致肥胖。

妈妈早护理，宝宝不生病

补充碳水化合物

人们每天摄入的50%~60%热量应来自碳水化合物。由于碳水化合物的不同，所以更多证据表明应慎重选择饮食。

对于简单碳水化合物，饮用牛奶和食用适量水果即可补充。食用糖和其他甜味剂会提供大量体内不需要的热量。

对于复杂碳水化合物，应避免仅仅食用低纤维碳水化合物，像淀粉（如土豆）和精加工的谷物（如白米饭、白面包）等，因低纤维碳水化合物会被身体迅速转化为单糖。

多吃含纤维的碳水化合物

应尽量多食用含大量纤维的碳水化合物，比如豆类和全麦类食品。这类食品含有大量的纤维碳水化合物，多食用对人体健康有益。但婴儿消化能力不足，不易过早摄入。

碳水化合物食物来源

一般说来，对碳水化合物没有特定的饮食要求。主要是从碳水化合物中获得合理比例的热量摄入。另外，每天应至少摄入50~100克可消化的碳水化合物，以预防碳水化合物缺乏症。

一周食材推荐搭配

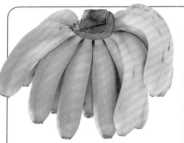

香蕉 直接食用

香蕉 + 牛奶 打成奶昔

香蕉 + 玉米面 + 牛奶 蒸窝头

周一　　　　　　　　　　**香蕉**

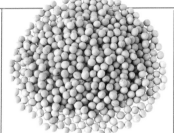

大豆 + 核桃 打成豆浆

大豆 发豆芽

大豆 做豆腐脑

周二　　　　　　　　　　**大豆**

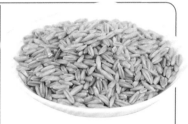

全麦面粉 + 面粉 蒸全麦馒头

全麦面粉 做面包

全麦面粉 + 普通面粉 烙饼

周三　　　　　　　　　　**全麦**

烤红薯

红薯 + 面粉 + 胡萝卜 蒸包子

红薯 + 粳米 煮粥

周四　　　　　　　　　　**红薯**

胡萝卜 + 鸡蛋 炒菜

胡萝卜 + 羊肉 炖肉

胡萝卜 + 面粉 + 鸡蛋 摊饼

周五　　　　　　　　　　**胡萝卜**

宝宝补充碳水化合物宜吃食物

碳水化合物的主要食物来源有：谷物，如粳米、小麦、玉米、大麦、燕麦等；水果，如甜瓜、香蕉、葡萄等；干果类；干豆类；根茎蔬菜类，如胡萝卜、红薯等。

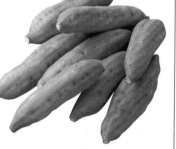

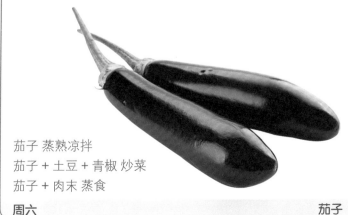

茄子 蒸熟凉拌

茄子 + 土豆 + 青椒 炒菜

茄子 + 肉末 蒸食

周六　　　　　　　　　　**茄子**

杏鲍菇 素炒

杏鲍菇 + 肉末 + 粳米 煮粥

杏鲍菇 + 西蓝花 炒菜

周日　　　　　　　　　　**杏鲍菇**

这样吃！宝宝获取适量碳水化合物

当碳水化合物摄入过多时，就会转化成脂肪储存在身体里，造成小儿肥胖，会产生新的问题，所以，获取碳水化合物的量要适量，不可过多。

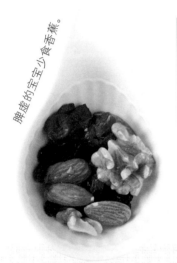

脾虚的宝宝少食香蕉。

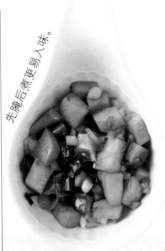

先腌后煮更易入味。

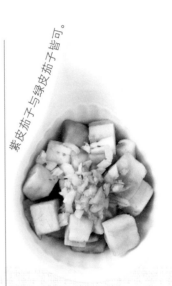

紫皮茄子与绿皮茄子皆可。

早餐

全麦面包、香蕉奶昔、坚果（约一小把带壳，适合较大孩子食用）等。

功效：全麦中含有优质碳水化合物，适合人体吸收。

酱香杏鲍菇

材料：杏鲍菇 200 克，葱末、姜末、烤肉酱各适量。

做法：杏鲍菇洗净后切成小方块，锅中热油爆香葱末、姜末，倒入烤肉酱炒均匀，放入切好的杏鲍菇，加入少量的水，炒熟即可。

功效：杏鲍菇是很好的百搭食材，无论素炒还是搭配肉类都不错，吃起来鲜美，也富含碳水化合物。

凉拌茄子

材料：茄子 1 个，蒜、香油、盐、醋各适量。

做法：茄子切块，蒜拍成蒜泥；茄子上锅蒸熟后放入盘子中备用；蒜泥中加入香油、盐、醋，搅拌均匀倒入蒸熟的茄子上。

功效：茄子含有大量碳水化合物，常吃有助于身体健康。

（2 岁以后）　　　（2 岁以后）　　　（2 岁以后）

⊗ 这样做： 全家都爱吃

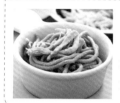

荞麦面： 大葱切碎，放入碗中，酱油煮热之后倒入。水烧开，放入荞麦面煮熟，捞出放入冰水中降温，彻底变凉后控水，淋上酱汁即可。荞麦可以和小麦、玉米等谷物搭配吃，达到赖氨酸的互补。

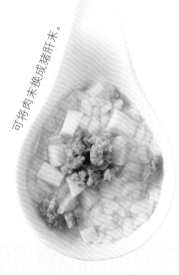

可将肉末换成猪肝末。

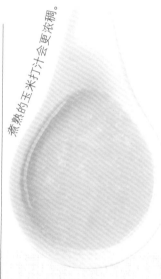

煮熟的玉米打汁会更浓稠。

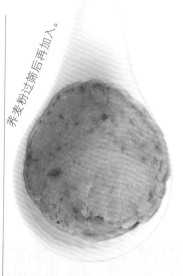

荞麦粉过筛后再加入。

杏鲍菇肉末粥

材料： 杏鲍菇 100 克，粳米 50 克，肉末 100 克，香油、盐各适量。

做法： 粳米洗净，加水煮粥；杏鲍菇洗净切丁；粥快熬好时放入杏鲍菇丁及肉末，转为小火继续煮 10 分钟，放盐、香油调味。

功效： 杏鲍菇富含蛋白质、碳水化合物、维生素及钙、镁、铜、锌。

(1 岁以后)

香浓玉米汁

材料： 新鲜玉米 1 根。

做法： 新鲜玉米剥粒，用水洗净，直接倒入豆浆机或有五谷功能的榨汁机中，加水打成汁即可。也可以先煮熟，然后倒入料理机打成汁饮用。

功效： 玉米的营养成分比较全面，做法也多样，可以变着花样做给宝宝吃。

(10 个月以后)

荞麦饼

材料： 牛奶 250 毫升，鸡蛋 2 个，荞麦粉适量。

做法： 牛奶中打入鸡蛋搅匀，少量多次放荞麦粉，直到面糊稍微黏稠，加盐，平底锅刷适量油，舀面糊倒入锅里，慢慢转动锅，饼成型后翻面，烙熟。

功效： 荞麦中的碳水化合物主要是淀粉，颗粒比其他谷物小，容易熟，也容易消化。

(1 岁以后)

天然维生素	维生素补充剂
▼ 存在于食物中	▼ 维生素片、胶丸、口服液等

各种维生素

维生素属于有机化合物，是维持人体正常生命活动所必需的营养素。它不能在人体内合成或合成不足（维生素D除外），故人体必须由外界供给。维生素天然存在于食物中，人体需要量很少，但是绝不能缺乏。

各种维生素有不同生理代谢功能，大多数起调控作用，与酶关系密切，但不能提供能量，也非构成人体组织的成分。

妈妈早护理，宝宝不生病

与宝宝有关的维生素

与婴幼儿有关的维生素主要由12种，可分为脂溶性维生素和水溶性维生素。脂溶性维生素，如维生素A、维生素D、维生素E和维生素K等；水溶性维生素，如B族维生素等。

哪些人易缺维生素

理论上讲，只要做到饮食平衡，人们就能得到一天所需的维生素，不用额外补充。实际生活中，由于食品加工、烹饪方法、饮食习惯的影响，或多或少会引起某些维生素不足。因此，挑食、偏食、厌食的宝宝，或者消化功能障碍的宝宝，均需要补充少量的维生素。

常见的补充维生素的食疗

胡萝卜中含有大量的胡萝卜素，人体吸收后，可以转化成维生素A，是目前最安全补充维生素A的来源之一（单纯补充化学合成维生素A，过量时会使人中毒）。它可以维持眼睛和皮肤的健康，改善夜盲症、皮肤粗糙的状况，有助于身体免受自由基的伤害。不宜与醋等酸性物质同时服用。

与儿童密切相关的维生素

维生素 A（视黄醇）

功能：与视觉有关，并能维持黏膜正常功能，调节皮肤状态。帮助人体生长和组织修补，对眼睛保健很重要，能抵御细菌以免感染，保护上皮组织健康，促进骨骼与牙齿发育。

缺乏症：夜盲症、眼球干燥、皮肤干燥及瘙痒。

主要食物来源：胡萝卜、绿叶蔬菜、蛋黄及动物肝脏。

维生素 B₁（硫胺素）

功能：强化神经系统，保证心脏正常活动。促进碳水化合物之新陈代谢，能维护神经系统健康，稳定食欲，刺激生长以及保持良好的肌肉状况。

缺乏症：情绪低落、肠胃不适、手脚麻木、脚气病。

主要食物来源：糙米、豆类、牛奶、家禽。

维生素 B₂（核黄素）

功能：维持视力，防止白内障，维持口腔及消化道黏膜的健康。促进碳水化合物、脂肪与蛋白质之新陈代谢，并有助于形成抗体及红细胞，维持细胞呼吸。

缺乏症：嘴角开裂、溃疡，口腔内黏膜发炎，眼睛易疲劳。

主要食物来源：动物肝脏、瘦肉、酵母、大豆、米糠及绿叶蔬菜。

维生素 B₃（烟酸）

功能：保持皮肤健康及促进血液循环，有助神经系统正常工作。强健消化系统，有助于皮肤的保健及美容，改善偏头痛、高血压、腹泻，加速血液循环，治疗口疮，消除口臭，降低胆固醇。

缺乏症：头痛，疲劳，呕吐，肌肉酸痛。

主要食物来源：绿叶蔬菜，动物肾脏、肝脏，蛋等。

维生素 B₅（泛酸）

功能：制造抗体，增强免疫力，辅助糖类、脂肪及蛋白质产生人体能量。加速伤口痊愈，建立人体的抗体以防止细菌感染，治疗手术后的颤抖，防止疲劳。

缺乏症：口疮、记忆力衰退、失眠、腹泻、疲倦、血糖过低等。

主要食物来源：糙米、肝脏、蛋、肉。

维生素 B₆

功能：保持身体及精神系统正常工作，维持体内钠、钾成分平衡，制造红细胞。调节体液，增进神经和骨骼肌肉系统正常功能，是天然的利尿剂。

缺乏症：贫血、抽筋、头痛、呕吐、暗疮。

主要食物来源：瘦肉、果仁、糙米、绿叶蔬菜、香蕉。

维生素 B₁₂（钴胺素）

功能：制造及更新体内的红细胞，可防止贫血，有助于儿童的发育成长，保持健康的神经系统，减除过敏性症状，增进记忆力及身体的平衡力。

缺乏症：疲倦、精神抑郁、记忆力衰退、恶性贫血。

主要食物来源：肝脏、肉、蛋、鱼、奶。

叶酸

功能： 制造红细胞及白细胞，增强免疫能力。

缺乏症： 舌头红肿、贫血、消化不良、疲劳、头发变白、记忆力衰退。

主要食物来源： 蔬菜、肉、酵母等。

维生素C（抗坏血酸）

功能： 对抗游离基，有助防癌，降低胆固醇，加强身体免疫力，防止坏血病。

缺乏症： 牙龈出血、牙齿脱落、毛细血管脆弱、伤口愈合缓慢、皮下出血等。

主要食物来源： 水果（特别是橙类）、绿色蔬菜、番茄、土豆等。

维生素D

功能： 协助钙离子运输，有助于宝宝牙齿及骨骼发育；补充成人骨骼所需钙质，防止骨质疏松。

缺乏症： 宝宝软骨病、食欲缺乏、腹泻等。

主要食物来源： 鱼肝油、奶制品、蛋。

维生素E（亚麻油酸、花生油酸）

功能： 防止动脉中胆固醇的沉积，治疗心脏病；帮助腺体发挥作用，使钙能被细胞利用，从而增进健康和成长，也有助于皮肤和毛发健康生长。

缺乏症： 心血管疾病等。

主要食物来源： 植物油（由亚麻籽、葵花籽、大豆、花生等榨取的油）以及花生、葵花籽、核桃等坚果类食品。

维生素H（生物素）

功能： 合成维生素C的必要物质，是脂肪和蛋白质正常代谢不可或缺的物质。还具有防止白发和脱发，保持皮肤健康的作用。

缺乏症： 白发，脱发，皮肤干裂。

主要食物来源： 牛奶、牛肝、蛋黄、动物肾脏、水果、糙米等。

维生素K

功能： 与凝血作用相关，许多凝血因子的合成与维生素K有关。

缺乏症： 体内不正常出血。

主要食物来源： 菜花、圆白菜、西蓝花、蛋黄、肝脏、稞麦等。

维生素P（生物类黄酮）

功能： 防止维生素C被氧化而受到破坏，增强维生素功效，增加毛细血管壁强度，防止瘀伤。有助于牙龈出血的预防和治疗，有助于因内耳疾病引起的水肿或头晕的治疗等。

缺乏症： 与维生素C缺乏症类似。

主要食物来源： 橙、柠檬、杏、樱桃以及荞麦粉。

一周食材推荐搭配

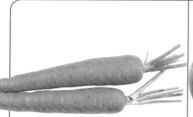

胡萝卜 蒸熟
胡萝卜 + 鸡蛋 炒菜
胡萝卜 + 排骨 煮汤

周一　　　　　　胡萝卜

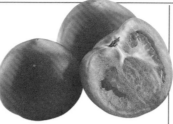

番茄 凉拌
番茄 + 鸡蛋 煮汤
番茄 + 包菜 炒菜

周二　　　　　　番茄

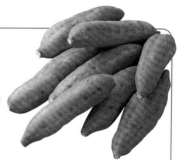

红薯 蒸熟打泥，作为辅食
红薯 + 小米 + 桂圆 煮粥
红薯 + 银耳 煮汤

周三　　　　　　红薯

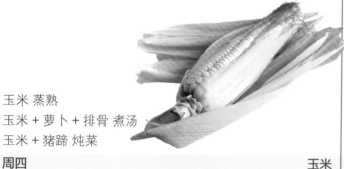

玉米 蒸熟
玉米 + 萝卜 + 排骨 煮汤
玉米 + 猪蹄 炖菜

周四　　　　　　玉米

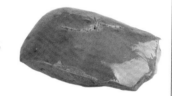

羊肝 煮熟打成泥
羊肝 + 小米 煮粥
羊肝 + 青蒜 炒菜

周五　　　　　　羊肝

宝宝补充维生素宜吃食物

有些维生素可以从食物中获取，比如 B 族维生素、维生素 C 等，有的需要进入体内转化，比如 β - 胡萝卜素在体内可转变为维生素 A，另外，维生素 D 可以靠晒太阳来转化。

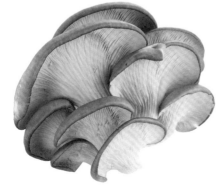

蘑菇 + 奶油 煮汤
蘑菇 + 鸡肉 炒菜
蘑菇 + 鱿鱼 炒菜

周六　　　　　　蘑菇

山药 蒸熟打成泥，可作为辅食
山药 + 鳝鱼 煮汤
山药 + 鸡肉 炒菜

周日　　　　　　山药

必需脂肪酸	多不饱和脂肪酸	胆固醇
▽ 帮助胆固醇代谢	▷ 预防和治疗心血管疾病	▷ 增强细胞膜的坚韧性

脂类

脂类包括脂肪和类脂，是人体的重要构成成分。具有供给和储存能量，构成生物膜，供给必需脂肪酸，维持体温，增加饱腹感，促进脂溶性维生素吸收等作用。

脂肪是脂肪酸和甘油合成的甘油三酯，分为饱和脂肪酸和多不饱和脂肪酸，日常食用的动植物油如猪油、菜油、豆油等均属于此类。而类脂包括磷脂、固醇等性质与油脂类似的化合物，也包括脂蛋白等物质。

妈妈早护理，宝宝不生病

必需脂肪酸

是人体生命活动所必需的不饱和脂肪酸，机体不能合成。能帮助胆固醇代谢，合成前列腺素，维持正常视觉功能，修复皮肤等功能。如果宝宝缺乏必需脂肪酸，将会导致磷脂合成受阻，诱发脂肪肝，造成肝细胞脂肪浸润。胆固醇与饱和脂肪酸结合，造成胆固醇在血管内沉积，引发心血管疾病。

多不饱和脂肪酸

能预防和治疗心血管疾病；减少炎症性疾病，保护皮肤健康；促进神经系统的发育。比如，DHA 是构成脑磷脂的必需脂肪酸，与脑细胞的功能密切相关。多食 DHA 对神经的发育及维护、兴奋及递质的传导都起着有益的作用。

胆固醇

是类脂的一种，血浆中的胆固醇可来自食物，也可在机体肝脏内合成。体内的胆固醇是细胞膜的重要成分之一，可增强细胞膜的坚韧性；帮助合成重要活性物质的原料如维生素 D、肾上腺素、性激素、胆汁等；其代谢产物胆酸能乳化脂类，帮助脂类物质吸收。

一周食材推荐搭配

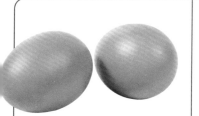

鸡蛋 + 虾仁 蒸鸡蛋羹

鸡蛋 + 番茄 炒菜

鸡蛋 煮熟直接食用

周一　　　　　　　　鸡蛋

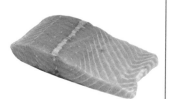

三文鱼 包饺子

三文鱼 + 米饭 炒饭

三文鱼头 + 豆腐 煮汤

周二　　　　　　　三文鱼

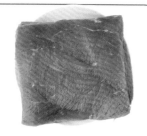

瘦肉 包饺子

瘦肉 + 菠菜 + 粳米 煮粥

瘦肉 红烧

周三　　　　　　　　瘦肉

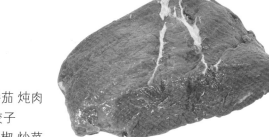

牛肉 + 番茄 炖肉

牛肉 包饺子

牛肉 + 青椒 炒菜

周四　　　　　　　　牛肉

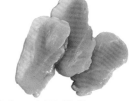

鸡肉 + 土豆 炖菜

鸡肉 + 番茄 + 粳米 煮粥

鸡肉 + 香菇 炒菜

周五　　　　　　　　鸡肉

宝宝补充脂类宜吃食物

儿童从食物和烹调油中摄取脂类，主要来自乳汁、乳制品、蛋黄、鱼类和肉类以及植物油、鱼肝油等。鱼肝油、乳脂(奶油、黄油)及蛋黄中含维生素 A、维生素 D。植物油在我国膳食中大多用作烹调油，如豆油、花生油、芝麻油、玉米油等，含不饱和脂肪酸较多，又因熔点低、易消化，且不少还含有维生素 E 和芝麻醇而广受欢迎。

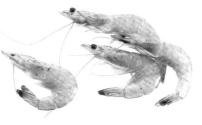

虾 + 鸡蛋 蒸鸡蛋羹

虾 + 粳米 煮粥

虾 + 蔬菜 包饺子

周六　　　　　　　　虾

排骨 + 冬瓜 煮汤

排骨 红烧

排骨 清蒸

周日　　　　　　　　排骨

这样吃！宝宝不缺脂类

饮食中供应的脂肪要注意新鲜，避免氧化。因为氧化作用可使脂肪降低营养价值。一般来说，饮食均衡就不会出现脂类的缺乏。另外，动物油脂（猪油、牛油、羊脂等）熔点高不易消化，且不含维生素 A、维生素 D，而含饱和脂肪酸、胆固醇高，不建议多吃。

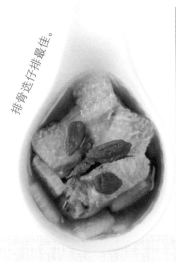

排骨选仔排最佳。

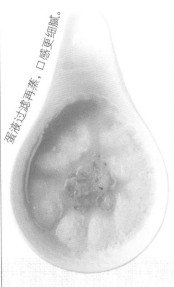

蛋液过滤再蒸，口感更细腻。

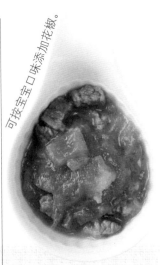

可按宝宝口味添加花椒。

排骨冬瓜汤

材料： 排骨、冬瓜各 250 克，盐、姜片、料酒、八角、枸杞子各适量。

做法： 冬瓜切片；排骨焯烫，沥干；排骨加水、姜片、八角、料酒、枸杞子，大火煮开，小火慢煲 45 分钟；放冬瓜片小火煮 15 分钟，加盐。

功效： 排骨富含脂肪，还含有氨基酸，补血又补钙，冬瓜消肿利水，且含钠极少。

虾米鸡蛋羹

材料： 鸡蛋 1 个，虾米、盐、香油各适量。

做法： 鸡蛋打散，放入盐，加温水搅拌，将虾米放入打散的鸡蛋中；盖上一层保鲜膜，放入锅中，水开后再蒸 5 分钟即可。

功效： 鸡蛋中含有丰富的脂类、蛋白质和钙质。

番茄炖牛腩

材料： 牛肉 200 克，番茄 2 个，料酒、盐各适量。

做法： 番茄、牛肉分别切块，牛肉加料酒腌制 10 分钟；锅里倒油，下牛肉煸炒，加番茄煸炒，加适量水烧开，转小火炖至牛肉熟烂后加盐即可。

功效： 牛肉含有丰富的脂肪和蛋白质，能促进宝宝的生长发育。

（2 岁以后）　（1 岁以后）　（3 岁以后）

这样做：全家都爱吃

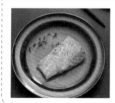

三文鱼留一小块给宝宝炒米饭，剩下的可以煎着吃。

三文鱼切成 2 厘米厚的长条，表面拍上适量淀粉；平底锅

倒入适量油，油热后转小火，将三文鱼放入，注意翻面，煎至四面都变色，撒上适量盐即可。

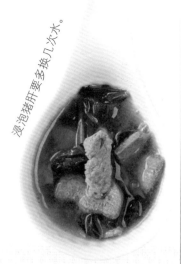

浸泡猪肝要多换几次水。

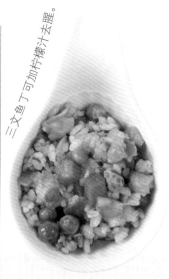

三文鱼丁可加柠檬汁去腥。

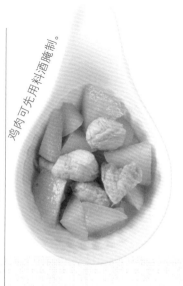

鸡肉可先用料酒腌制。

瘦肉菠菜猪肝汤

材料：猪肝 150 克，瘦肉 10 克，菠菜 50 克，姜片、盐各适量。

做法：猪肝切片，流动水冲洗，用水浸泡至没血水；瘦肉切片，用少量油、盐拌匀；菠菜焯水；油锅烧热，下姜片爆香，加水烧开，放菠菜、猪肝、瘦肉煮熟，加盐。

功效：猪肝富含铁、磷、蛋白质、卵磷脂和微量元素。

三文鱼炒米饭

材料：三文鱼 1 块，鲜豌豆 50 克，洋葱 1 小块，胡萝卜、米饭、盐、黑胡椒粉各适量。

做法：三文鱼切丁，洋葱切丁，油锅烧热下三文鱼丁，炒香后盛出；留底油，下鲜豌豆焯熟盛出；下洋葱和胡萝卜炒香，加米饭炒散，放其他材料，加盐和黑胡椒粉。

功效：三文鱼中富含不饱和脂肪酸。

鸡肉炖土豆

材料：鸡肉 400 克，土豆 200 克，白糖、盐、生抽、姜片各适量。

做法：鸡肉剁块焯水；土豆去皮洗净，切块；锅中倒油，下鸡块，倒土豆翻炒至断生，加水，加调味料，大火烧开转小火炖至鸡肉熟透，收汁即可。

功效：鸡肉含有磷脂类，且蛋白质的含量比例很高。

(7 个月以后)　　(2 岁以后)　　(3 岁以后)

膳食纤维

膳食纤维是指不能被人体消化道酵素分解的多糖类及木植素，即不能被人类的胃肠道中消化酶所消化的，且不被人体吸收利用。这类多糖主要来自植物细胞壁的复合碳水化合物。

膳食纤维是一种不能被人体消化的碳水化合物，以是否溶解于水中为标准可分为两个基本类型：水溶性纤维与非水溶性纤维。纤维素、部分半纤维素和木质素是 3 种常见的非水溶性纤维，存在于植物细胞壁中；而果胶和树胶等属于水溶性纤维，则存在于自然界的非纤维性物质中。

大多数植物含有水溶性纤维与非水溶性纤维，所以饮食均衡即可摄取水溶性纤维与非水溶性纤维。

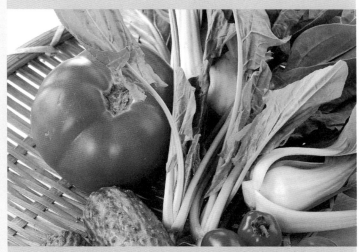

水溶性纤维

常见的大麦、豆类、胡萝卜、橘子、亚麻、燕麦和燕麦糠等食物都含有丰富的水溶性纤维，水溶性纤维可减缓消化速度和最快速排泄胆固醇，有助于调节免疫系统功能，促进体内有毒重金属的排出。可让血液中的血糖和胆固醇控制在最理想的水准之上，还可以帮助糖尿病患者改善胰岛素水平和三酸甘油酯。

非水溶性纤维

包括纤维素、木质素和一些半纤维素，以及来自食物中的小麦糠、玉米糠、芹菜、果皮和根茎蔬菜。非水溶性纤维可降低罹患肠癌的风险，同时可经由吸收食物中有毒物质预防便秘和憩室炎，并且减低消化道中细菌排出的毒素。

膳食纤维的作用

人类膳食中的纤维素主要含于蔬菜和粗加工的谷类中，虽然不能被消化吸收，但有促进肠道蠕动，利于粪便排出等功能。食物纤维素是一种不被消化吸收的物质，过去认为是"废物"，现在认为它在保障人类健康，延长生命方面有着重要作用。因此，称它为第七种营养素。

过量食用的危害

虽然含有膳食纤维的蔬菜不少，但是却不能食用过量，否则对健康的危害是很大的。

1.大量补充纤维，可能导致发生低血糖反应。

2.大量补充纤维，可能降低蛋白质的消化吸收率。

3.大量补充纤维，可能影响钙、铁、锌等元素的吸收。大量进食膳食纤维，在延缓糖分和脂类吸收的同时，也在一定程度上阻碍了部分常量和微量元素的吸收，特别是钙、铁、锌等元素。

4.大量补充纤维，可能使糖尿病患者的胃肠道"不堪重负"。糖尿病患者的胃肠道功能较弱，胃排空往往延迟，甚至出现不同程度的胃轻瘫。

因此，我们在补充膳食纤维的时候，还应该注意千万不要矫枉过正。我们应该做到食物多样，谷类为主，粗细搭配。

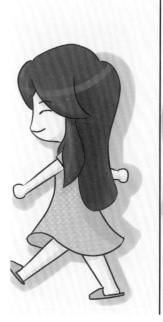

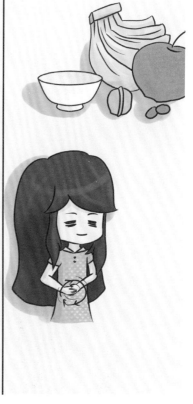

增加膳食纤维摄入的方法

1.用全麦制品（如全麦面包、全麦馒头、全麦面条等）代替精米精面制品（如普通面包、馒头、面条）。

2.用糙米、小米、玉米、高粱米、燕麦等煮粥，代替白米粥。

3.做米饭时添加一些豆类，如绿豆、红豆、芸豆等。也可以吃豆包（注意，不要用现成的豆沙馅，现成的豆沙馅通常去除了豆皮，膳食纤维含量大打折扣，要用完整的豆子做馅）。

4.用煮黄豆或黄豆芽代替豆浆、豆腐等，因为完整黄豆的豆皮含有大量膳食纤维。当然，在食用豆浆或豆腐时，别把豆渣或豆腐渣丢掉，用炒食、和面等方法食用也可。

5.用红薯、土豆、芋头等薯类食物代替部分粮食，带皮食用更佳。

6.多吃蔬菜水果，尤其是芹菜、韭菜、洋葱、大白菜、莴笋、香蕉、苹果、杏等含膳食纤维比较丰富的品种，能带皮或带子食用的尽量吃皮吃子。

7.裙带菜、海带、魔芋、木耳、紫菜中含有较多膳食纤维，但大部分是可溶性膳食纤维，其通便的效果略差。

8.提醒一下，几乎所有动物性食物，即鱼、肉、蛋、奶等都不含膳食纤维。膳食纤维必须靠植物性食物来摄入。

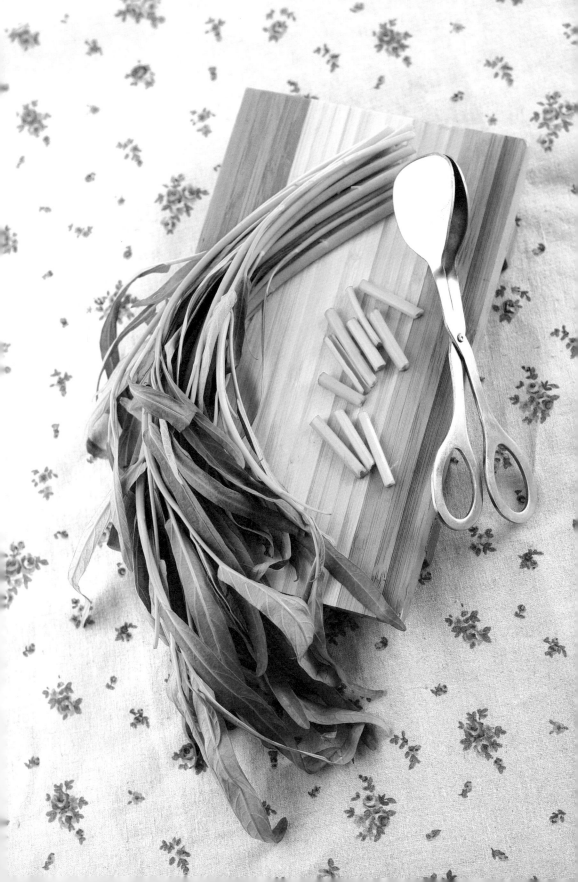

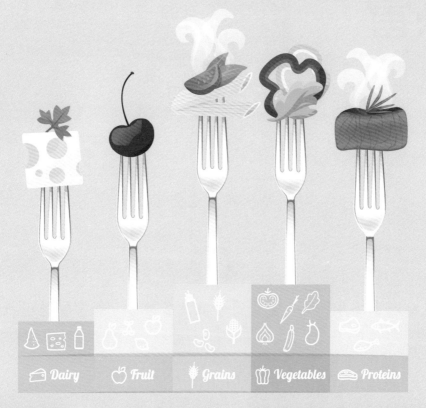

Dairy　Fruit　Grains　Vegetables　Proteins

第五章　儿童常见病，食疗辅助好得快

食疗不仅能补充身体所需的各种物质，还能缓解疾病，修复身体损伤，增强体质。妈妈要根据宝宝的症状判断宝宝疾病，有针对性地为宝宝准备饮食，以达到辅助治疗的作用。

风寒感冒	风热感冒	暑湿感冒
▼ 流清鼻涕	▼ 流黄稠鼻涕	▼ 呕吐或大便溏泻

感冒

感冒症状有流鼻涕、打喷嚏、咳嗽、咽喉红肿疼痛、发热、全身酸痛无力、气喘等，有时还伴有不思饮食、睡眠困难、轻度腹泻等全身症状，属上呼吸道的急性感染，多数由病毒引起，幼儿期较常见，学龄儿童逐渐减少。

风寒感冒多见于感冒初期，发热怕冷，打喷嚏，流清涕，鼻涕呈白色或稍带点黄色，鼻塞声重，咳嗽有痰，痰液清稀，咽喉发痒不欲饮，咽红不显著，舌苔薄白。风热感冒表现为发热不退，面色发红，头痛，结膜充血，鼻塞流脓涕，打喷嚏，咳嗽，痰稠色白或黄，口渴咽痛，咽红或肿，舌质红，舌苔薄黄。

妈妈早护理，宝宝不生病

感冒初期多喝水

感冒初期时，会出现打喷嚏、流鼻涕、鼻塞等现象，这时要给宝宝多喝水，注意保暖、不要吹风，尽量控制呼吸道感染的扩散。

如果宝宝鼻塞，注意及时清理鼻腔，加大空气湿度。可用热毛巾焐一下鼻翼，配合按摩鼻翼。

宝宝没食欲怎么办

有的宝宝在感冒期间可能食欲降低，这是因为感冒后消化系统的各种消化酶的活性降低，消化液丢失或分泌不足，可给予流食、软食或者易消化的食物。对于感冒导致腹泻或呕吐的宝宝，注意减少进食量。

给宝宝透透气

宝宝感冒后最忌室内不透风，因为对发热的宝宝来说，新鲜的空气有助皮肤有效出汗而降低体温。当然通风时，应避免直接对着宝宝吹风，否则会导致宝宝皮肤血管收缩，加重病情。

保证宝宝充分休息、睡眠。

如果宝宝感冒后出现反复发热、咳嗽严重等病情加重症状，应及时去医院就诊。

一周食材推荐搭配

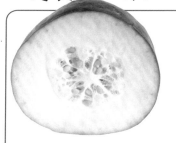

冬瓜 + 粳米 煮粥
冬瓜 + 生姜 + 金针菇 煮汤
冬瓜 + 排骨 煮汤

周一　冬瓜

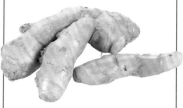

生姜 + 粳米 煮稀饭，喝米汤
生姜 + 红糖 冲泡
生姜 + 可乐 煮水

周二　生姜

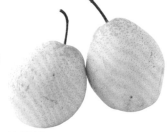

梨 榨汁
梨 + 冰糖 炖熟
梨 + 川贝 蒸熟

周三　梨

葱白 + 麦芽 + 牛奶 煮水
葱白 + 淡豆豉 + 粳米 煮粥
葱白 + 姜 + 粳米 煮粥

周四　葱白

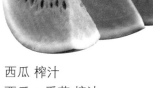

西瓜 榨汁
西瓜 + 番茄 榨汁
西瓜 + 鲜芦根 榨汁

周五　西瓜

宝宝感冒宜吃的食物

宝宝感冒时注意补充维生素 C，如苹果、胡萝卜等深黄色蔬果；多吃含铁食物，如动物血、奶类、蛋类、菠菜等。喝点不油腻的鸡汤也有助于恢复。

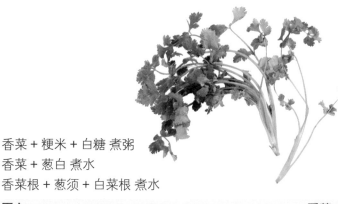

香菜 + 粳米 + 白糖 煮粥
香菜 + 葱白 煮水
香菜根 + 葱须 + 白菜根 煮水

周六　香菜

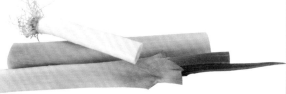

薄荷 + 粳米 煮粥
薄荷 + 金银花 + 菊花 煮水
薄荷 + 葱白 + 生姜 煮水

周日　薄荷

这样吃！宝宝感冒好得快

孩子感冒期间，不宜食用冷饮或冷冻饮料，如冰激凌、凉茶；不能吃油炸食物，如炸鸡翅、薯条；不能吃鱼腥虾蟹；不宜吃甜酸食物，如杨梅、蜜枣，容易引起咳嗽；含油脂较多的食品，如花生、瓜子、巧克力等，也不要给孩子吃。

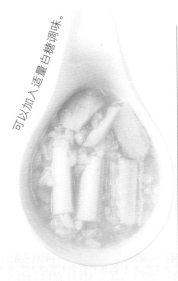

可以加入适量白糖调味。

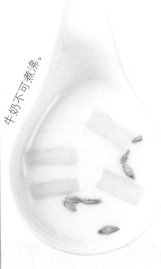

牛奶不可煮沸。

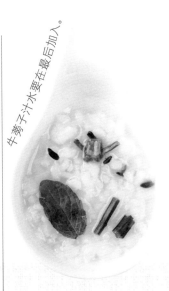

牛蒡子汁水要在最后加入。

葱白粳米粥

材料：葱白6段，姜6片，粳米200克。

做法：将粳米洗净，与葱白一起放入锅中；加水适量煮粥，待熟时加入姜片煮5分钟食用。

功效：葱白、姜有解表、散寒的功效，适用于小儿风寒感冒。

(3~6岁)

葱白麦芽奶

材料：葱白6段，麦芽20克，熟牛奶120毫升。

做法：将葱白切开，与麦芽一起放入杯中；加盖隔水炖熟，去渣取汁，加入熟牛奶服用。

功效：解表和胃，适用于小儿风寒感冒。

(6个月~3岁)

薄荷牛蒡子粥

材料：薄荷6克，牛蒡子10克，粳米120克。

做法：将牛蒡子入锅煮15分钟后取出，取药汁；将粳米入锅，加水煮沸10分钟；放入薄荷，待粥将熟时倒入牛蒡子药汁，再煮5分钟。

功效：祛风清热。适用于小儿风热感冒。

(3~6岁)

这样做：全家都爱吃

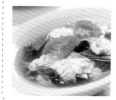

番茄是大家都喜欢吃的食材，生吃味道清爽，熟食口感清甜，可做一道番茄鸡蛋汤。

番茄洗净切块，鸡蛋打匀；锅中加水，放入姜片、葱白；水开后加番茄，加适量盐，倒入鸡蛋液，关火，点入几滴香油。

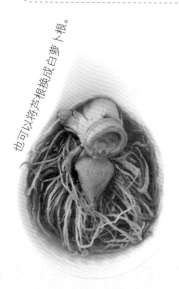

也可以将芦根换成白萝卜根。

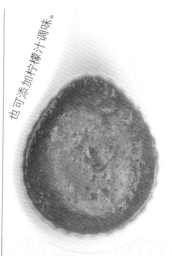

也可添加柠檬汁调味。

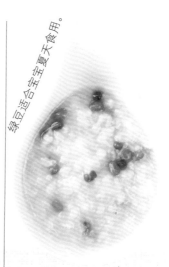

绿豆适合宝宝夏天食用。

三根感冒汤

材料：大白菜根3个，大葱根7个，芦根15克。

做法：大白菜根、大葱根和芦根洗净，切段，放冷水锅中，略沸后即刻服用。

功效：辛凉解表。大白菜有通利肠胃、清热解毒、止咳化痰的功效。芦根味甘性寒，能清热、生津除烦、止呕。适用于小儿风热感冒。

西瓜番茄汁

材料：番茄200克，西瓜100克，蜂蜜适量。

做法：将番茄洗干净，切成小块；将西瓜去皮切成小块；将番茄与西瓜块一起放入果汁机中，打成果汁；饮用时，放入适量蜂蜜调味即可。

功效：营养丰富，祛暑解热，适合小儿暑湿感冒。

绿豆粥

材料：绿豆50克，粳米100克，冰糖适量。

做法：煮粥前先将绿豆、粳米，用冷水浸泡半小时，洗净，加入开水锅中；待粥熟时加入冰糖，搅拌均匀即可食用。

功效：清热解暑，适合小儿暑湿感冒。

(3~6 岁) (1~3 岁) (3~6 岁)

低热	中等热	高热
▼ 37.4~38℃	▼ 38.1~39℃	▼ 39.1~41℃

发热

发热是指体温超过正常范围高限。正常小儿腋温为36.0℃~37.3℃，腋表如超过37.4℃可认为是发热。很多疾病可能会导致发热的出现，常见于上呼吸道感染、支气管炎、肺炎、肠道感染、传染性疾病、川崎病等。

腋温的正常范围：36.0~37.3℃。

低热：37.4~38℃ 多饮水，穿宽松衣物。

中等热：38.1~39℃ 喂退热药，贴退热贴，温水擦浴。

高热：39.1~41℃ 退热处理后立即就医。

妈妈早护理，宝宝不生病

焐汗，千万别这样做

宝宝发热时，家长切忌不要焐汗，经皮肤蒸发水分是散热最主要的途径，占90%以上，所以盲目焐汗会影响散热，导致体温上升。

保持充足水分

宝宝发热期间，胃肠蠕动减慢，消化功能明显减弱，应减少食量，并增加饮水。需供给充足的水分，补充大量维生素和无机盐，供给适量的热量和蛋白质，可准备一些可口、富有营养和容易消化的食物，比如牛奶、鸡蛋羹、粥、面条、馄饨等。

舒缓的物理降温

当宝宝体温过高时，父母应注意采取物理降温措施，一般可用冷毛巾、冰袋湿敷在额头或枕部，也可用温水擦头、上下肢、腋下和腹股沟等处，帮助散热，需注意，降温需要有个舒缓的过程，下降太快会让孩子不适应而出现寒战、惊厥等症状。

如果孩子反复发热，建议尽早就医，避免延误病情。

一周食材推荐搭配

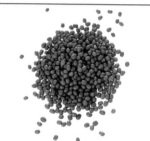

绿豆 + 粳米 煮粥

绿豆 + 莲子 + 银耳 煮汤

绿豆 + 海带 煮汤

周一　　　　　　　　　绿豆

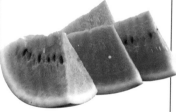

西瓜 榨汁

西瓜 + 番茄 榨汁

西瓜 + 西米 做饮料

周二　　　　　　　　　西瓜

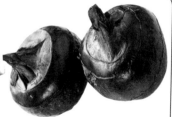

荸荠 + 甘蔗 煮水

荸荠 + 雪梨 榨汁

荸荠 + 南瓜 + 小米 煮粥

周三　　　　　　　　　荸荠

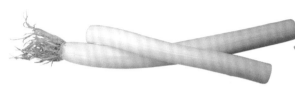

葱白 + 麦芽 + 牛奶 煮汁

葱白 + 淡豆豉 + 粳米 煮粥

葱白 + 姜 + 粳米 煮粥

周四　　　　　　　　　葱白

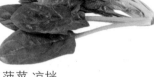

菠菜 凉拌

菠菜 + 粳米 煮粥

周五　　　　　　　　　菠菜

宝宝发热宜吃的食物

宝宝发热急性期或高热期主要吃流质的食物，如牛奶、米粥、青菜汤等；多吃水果，如西瓜、梨、橙子等；多喝水，有助发汗。此外水有调节温度的功能，可使体温下降及补充体内流失的水分。恢复期、退热期吃半流质食物，如藕粉、代乳粉、稀饭、蛋羹、烂面等。

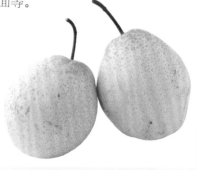

梨 榨汁

梨 + 银耳 煮汤

梨 + 粳米 煮粥

周六　　　　　　　　　梨

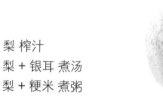

白萝卜 + 粳米 煮粥

白萝卜 + 鲫鱼 煮汤

白萝卜 + 猪肉 炒菜

周日　　　　　　　　　白萝卜

这样吃！宝宝发热好得快

宝宝发热期间，应避免吃辛辣的食物，如姜、蒜、辣椒；不能喝太多冷饮，因为发热后宝宝胃肠道功能下降，多喝冷饮会加重病情，引起腹泻等症状。

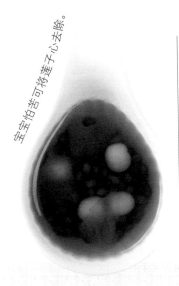

宝宝怕苦可将莲子心去除。

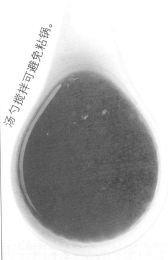

汤勺搅拌可避免鱼粘锅。

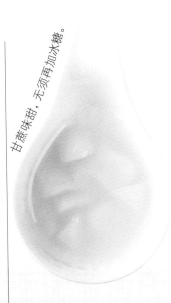

甘蔗味甜，无须再加冰糖。

绿豆莲子银耳汤

材料： 绿豆 50 克，莲子 30 克，银耳 20 克，冰糖适量。

做法： 绿豆、莲子分别浸泡 20 分钟；银耳泡发洗净，撕成小朵；将绿豆、莲子放入砂锅，倒入足量水大火煮沸，煮 10 分钟后放入银耳，小火煮 40 分钟，加冰糖，溶化后盖盖儿焖半小时。

功效： 绿豆有清热解毒的作用。

西瓜西米露

材料： 西瓜 100 克，西米 50 克，冰糖适量。

做法： 西米洗净，放入锅中，加适量水，煮至西米中间出现白点，关火焖 5 分钟盛出倒入凉水；西瓜去皮，切小块，用料理机打成汁；将西瓜汁与西米混合，加适量冰糖。

功效： 西瓜是含水分较多的水果，可有效补充人体水分，有助于清热解暑。

甘蔗荸荠水

材料： 甘蔗 300 克，荸荠 30 克。

做法： 甘蔗、荸荠洗净，削皮，切成小块，放入锅中，加入适量水，大火煮开后，转小火煲 1 个小时。

功效： 清热润肺，下火去燥。

（3~6 岁）　（1~3 岁）　（1~3 岁）

这样做：全家都爱吃

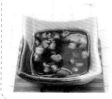

可以做一道荸荠绿豆沙，放在冰箱里冷藏，作为夏日饮品。荸荠去皮，切成小粒。绿豆倒入电饭锅里加入适量的水，按汤水键，盖上盖煲2个小时。放入冰糖，搅拌到冰糖溶化后，再倒入荸荠粒，再煮5分钟，搅拌均匀即可。

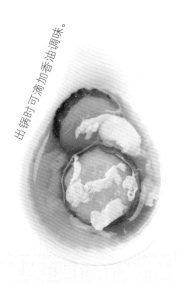

出锅时可滴加香油调味。

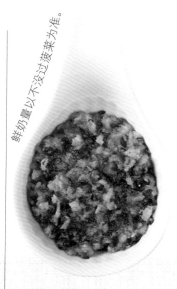

鲜奶量以不没过菠菜为准。

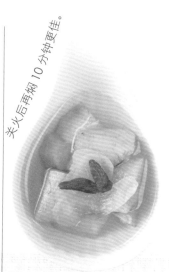

关火后再焖10分钟更佳。

黄瓜鸡蛋汤

材料： 黄瓜 150 克，鸡蛋 2 个，盐、葱花各适量。

做法： 黄瓜洗净，切片；鸡蛋打入碗中，搅拌均匀。锅中烧开水，放入黄瓜片煮开；倒入鸡蛋液，搅匀，调入适当盐，撒上适量葱花，搅拌均匀。

功效： 黄瓜肉质脆嫩，汁多味甘，生津解渴，能够帮助宝宝退热。

奶油菠菜

材料： 菠菜 100 克，洋葱 20 克，面粉、鲜奶、黄油、淡奶油、盐、白糖各适量。

做法： 菠菜略焯切碎，洋葱切碎；黄油溶化，放 2 匙面粉，小火略炒，放鲜奶煮酱；另起锅将黄油烧热，加洋葱碎、鲜奶、奶油白酱煮浓汤，加淡奶油煮开；加菠菜碎、盐、白糖，中火煮至菠菜软烂。

功效： 清热，润肠。

银耳雪梨汤

材料： 雪梨 1 个，银耳 20 克，枸杞子、冰糖各适量。

做法： 银耳泡发，洗净，撕成小朵。雪梨洗净，削皮，切小块。锅中放入足量的水，将银耳倒入，烧开后转小火煮 10 分钟。加入雪梨和枸杞子，大火煮开，加入冰糖，再转小火煮 10 分钟。

功效： 清热滋阴。

(3～6 岁)　　(6个月～3岁)　　(1～6 岁)

急性咳嗽	迁延性咳嗽	慢性咳嗽
▼ 少于2周, 普通感冒	▼ 2~4周, 气管炎、肺炎	▼ 超4周, 哮喘、上气道咳嗽综合征
# 咳嗽	咳嗽是呼吸道黏膜受刺激引起的防御性生理反射作用, 孩子通过咳嗽可以将气管和肺内积聚的痰液和病菌咳出来。	大多数孩子咳嗽是由于上呼吸道或气管、支气管感染引起的, 包括病毒和细菌感染, 常伴有鼻塞、流涕、咽痛、发热。

鼻窦炎、支气管内异物、肺结核及心肌炎等, 也可能是引起咳嗽的病因。

急性咳嗽病程少于2周, 常见于普通感冒。

迁延性咳嗽病程2~4周, 常见于气管炎、肺炎等。

慢性咳嗽病程超过4周, 常见于哮喘、上气道咳嗽综合征等。

妈妈早护理, 宝宝不生病

初期

当宝宝出现咳嗽时, 如果咳嗽不严重, 或以干咳为主, 没有剧烈咳嗽的情况, 宝宝精神状态很好, 要以观察为主。

妈妈要注意饮食方面的调理, 避免宝宝吃太甜太咸的食物, 多饮水, 要以清淡的食物为主, 有利于改善宝宝的咳嗽症状。

中期

如果宝宝持续咳嗽, 咳嗽频繁并伴有痰的情况, 而且出现发热, 这时要及早就医, 避免延误病情。防止宝宝出现支气管炎、肺炎等严重情况。宝宝平躺时, 上身稍微垫高些, 有利于宝宝呼吸通畅。

后期

宝宝咳嗽后期出现痰多的情况, 要勤拍背, 有利于痰液的排出。妈妈应让宝宝多吃新鲜蔬菜和瓜果, 如番茄、胡萝卜等, 对咳嗽的恢复很有益处。

一周食材推荐搭配

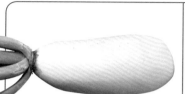

白萝卜 + 蜂蜜 煮水
白萝卜 + 葱白 + 姜 煮水
白萝卜 + 粳米 煮粥

周一　　　　　　　　白萝卜

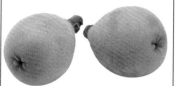

枇杷 加水榨汁
枇杷 + 梨 榨汁
枇杷 + 冰糖 炖熟

周二　　　　　　　　枇杷

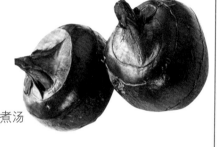

荸荠 榨汁
荸荠 + 胡萝卜 + 甘草 煮汤
荸荠 + 蜂蜜 煮汤

周四　　　　　　　　荸荠

梨 + 川贝 + 冰糖 蒸熟
梨 + 蜂蜜 蒸熟
梨 + 粳米 煮粥

周三　　　　　　　　梨

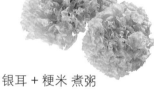

银耳 + 粳米 煮粥
银耳 + 雪梨 蒸熟
银耳 + 百合 煮汤

周五　　　　　　　　银耳

宝宝咳嗽宜吃食物

咳嗽的宝宝饮食以清淡为主，多吃新鲜蔬菜，如白萝卜、冬瓜；可食少量瘦肉或禽蛋类食品；水果不可或缺，但量不必多，梨、枇杷、荸荠较为适合，有润燥、化痰的功效。

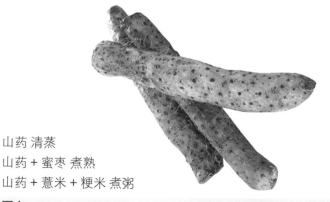

山药 清蒸
山药 + 蜜枣 煮熟
山药 + 薏米 + 粳米 煮粥

周六　　　　　　　　山药

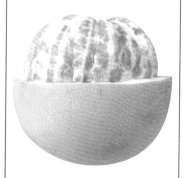

柚子 榨汁
柚皮 + 蜂蜜 蒸熟
柚皮 + 川贝 + 杏仁 炖煮

周日　　　　　　　　柚子

这样吃！宝宝咳嗽好得快

孩子咳嗽期间，忌食生冷寒凉饮食，包括各种冰制饮料、凉菜等；不能吃酸味、涩味的食物，如乌梅、山楂等；不能吃油炸食物，如炸薯条、炸鸡翅等；少吃含油脂过多的食物，如花生、瓜子、巧克力等。

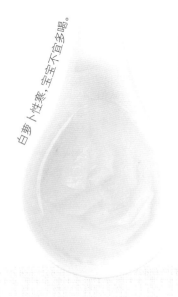

白萝卜性寒，宝宝不宜多喝。

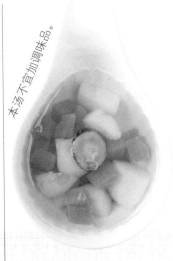

本汤不宜加调味品。

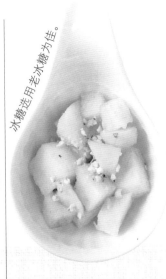

冰糖选用老冰糖为佳。

白萝卜蜂蜜水

材料： 白萝卜100克，姜5片，蜂蜜适量。

做法： 白萝卜切片，放入锅中，加水，烧开后转小火30分钟左右，去渣加蜂蜜，煮开。温热给宝宝喝。

功效： 白萝卜化痰止咳，生姜散风寒。

胡萝卜荸荠汤

材料： 胡萝卜100克，荸荠200克，甘草适量。

做法： 胡萝卜、荸荠去皮洗净，胡萝卜切块，荸荠切半，甘草洗净。把材料放锅中，加开水，大火煮沸后改小火炖1小时。

功效： 荸荠有清肺止咳、生津化痰的功效，可用于治疗肺热咳嗽或由热病引发的咯黄黏脓痰等症状。

川贝冰糖蒸梨

材料： 雪梨1个，川贝3克，冰糖适量。

做法： 雪梨削皮，切成块，放冰糖、川贝，大火煮开，小火蒸20分钟，放凉后服用。

功效： 雪梨含苹果酸、柠檬酸、维生素 B_1、维生素 B_2、维生素C、胡萝卜素等，具生津润燥、清热化痰之功效。川贝有化痰止咳，清热散结的作用。

（1～6岁）　（1～3岁）　（1～6岁）

这样做：全家都爱吃

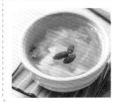

山药和银耳，都是滋补食材，平时可以做一道山药银耳汤，给全家人滋补身体。

银耳用凉水泡发30分钟。山药洗净、削皮，切成小块；锅中加水，烧开后下山药和银耳煮汤，煲至山药绵软，银耳黏稠，加枸杞子即可。

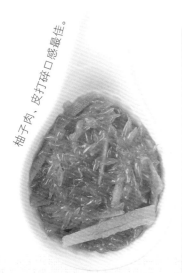

柚子肉，皮打碎口感最佳。

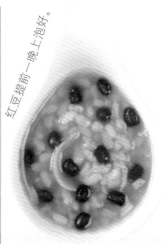

红豆提前一晚上泡好。

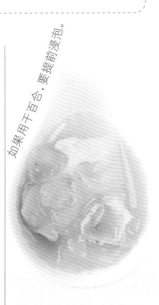

如果用干百合，要提前浸泡。

柚子蜜煎

材料：柚子1个，蜂蜜适量。

做法：柚子在水中浸泡，放适量盐揉搓，洗净；柚子切开，去掉果肉表面的白丝，果肉掰碎；柚子皮去掉白瓤，越薄越好，切丝；将柚子皮入锅，熬15分钟左右，熬至透明；放入果肉熬40分钟左右，加入适量蜂蜜。

功效：能散寒理气，燥湿化痰，消食宽中。

(3 岁以后)

红豆百合粥

材料：红豆150克，百合50克，粳米100克，冰糖适量。

做法：粳米洗净，百合洗净；锅里加水放红豆，置火上，大火烧开，转小火，煮至微烂，放入粳米，小火煮至红豆和粳米熟了，放百合和冰糖，再煮2分钟即可。

功效：有清心安神、养阴益气、润肺止咳的功效。

(3 岁以后)

百合银耳汤

材料：银耳10克，鲜百合50克，冰糖适量。

做法：银耳浸泡2小时，充分涨发，削去黄蒂洗净，撕小朵，冲净；汤煲内放银耳，加水，煮至银耳变得软烂黏稠；加鲜百合和冰糖，煮至冰糖溶化即可食用。

功效：银耳能强精补肾、益胃补气，和百合搭配，可治疗日久咳嗽、津少口渴。

(3 岁以后)

急性扁桃体炎	慢性扁桃体炎
▽ 感染症状明显，发热 39~40℃	▽ 反复发作

扁桃体炎

扁桃体炎在季节更替、气温变化时容易发病。表现为发热、咳嗽、咽痛，严重时高热不退，吞咽困难，检查可见扁桃体充血、肿大、化脓，可伴有程度不等的咽部黏膜和淋巴组织炎症。

急性扁桃体炎：全身感染症状明显，高热 39~40℃，伴有寒战，全身乏力，头痛及全身痛，食欲缺乏，恶心和呕吐，医生检查咽部时发现扁桃体有脓点。

慢性扁桃体炎：急性扁桃体炎反复发作或未彻底治疗，扁桃体隐窝内残留细菌，继续发炎引起慢性炎症。

扁桃体过度肥大可引起呼吸、吞咽、语言障碍，可考虑手术切除。

妈妈早护理，宝宝不生病

饮食宜清淡

宝宝患病期间，饮食要清淡，不宜太过刺激或者是过油过咸，避免进一步损伤扁桃体。

给孩子多吃一些新鲜的蔬菜瓜果，尤其是能够润喉的食物，如蜂蜜、雪梨、百合、冰糖等。保持孩子大便通畅，有助于清火退热。

早晚淡盐水漱口

注意在饮食上要多喝水，吃一些比较容易消化吸收的食物，每天饭后和早晚要用淡盐水漱口，也有一定的杀菌作用。

孩子在患病期间，应避免到人多拥挤的环境之中，避免受到其他传染病的侵袭。

注意并发症

孩子病好后2~3周之内如果出现尿少、眼睑水肿的症状，应及时请医生检查，确定是否出现并发症，避免耽误病情。

一周食材推荐搭配

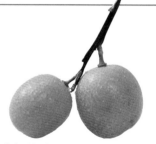

金橘 糖渍
金橘 + 雪梨 榨汁
金橘 + 白萝卜 榨汁

周一　　　　　　　　金橘

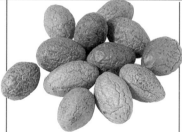

橄榄 榨汁
橄榄 + 白萝卜 煮水
橄榄 + 芦根 煮水

周二　　　　　　　　橄榄

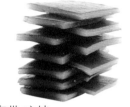

胖大海 + 冰糖 煮水
胖大海 + 粳米 煮粥
胖大海 + 银耳 炖煮

周三　　　　　　　胖大海

石榴 榨汁
石榴 + 雪梨 榨汁
石榴 + 草莓 榨汁

周四　　　　　　　　石榴

海带 凉拌
海带 + 豆腐 煮汤
海带 + 冬瓜 煮汤

周五　　　　　　　　海带

宝宝扁桃体炎宜吃食物

宝宝急性扁桃体炎期间饮食宜清淡，宜吃含水分多又易吸收的食物，如稀米汤、果汁、甘蔗水、荸荠水、绿豆汤等。慢性期宜吃新鲜蔬菜、水果、豆类及滋润的食品，如青菜、番茄、胡萝卜、豆浆、雪梨、冰糖、蜂蜜、百合等。

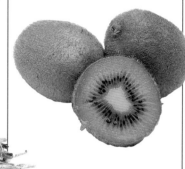

金银花 + 粳米 煮粥
金银花 + 甘草 泡水
金银花 + 山楂 + 菊花 煮水

周六　　　　　　　金银花

猕猴桃 榨汁
猕猴桃 + 雪梨 榨汁
猕猴桃 + 火龙果 榨汁

周日　　　　　　　猕猴桃

这样吃！宝宝扁桃体炎好得快

孩子患扁桃体炎期间，忌食辛辣刺激食物，如辣椒、花椒等；忌食烧烤、肥腻食物，如羊肉、烤鸭等；忌饮生冷冰冻食物，如冰果汁、冰可乐等；忌食鱼腥发物，如虾、蟹等。

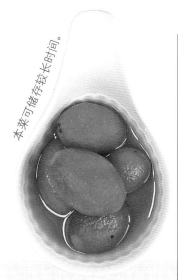

本菜可储存较长时间。

蜜汁橄榄

材料： 橄榄 200 克，蜂蜜汁适量。

做法： 橄榄洗净，加水煮成半熟，然后入蜂蜜汁中浸泡，入味后取出，喂给宝宝吃。

功效： 橄榄皮肉细嫩，清香适口，有较丰富的营养成分，含有大量鞣酸、挥发油、香树脂醇等，具有滋润咽喉、抗炎消肿的作用。

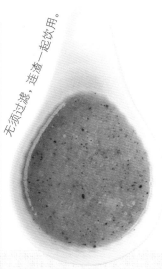

无须过滤，连渣一起饮用。

猕猴桃汁

材料： 猕猴桃 300 克。

做法： 猕猴桃洗净，削皮，切成小块。放入食品粉碎机内，搅打成泥；如觉得有点稠，加点水，继续搅打均匀即可，取出食用。

功效： 猕猴桃果实肉肥汁多，清香鲜美，甜酸宜人，具有生津润燥、解热除烦的功效。

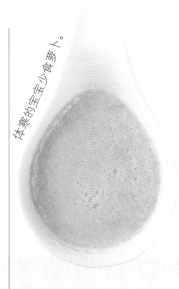

体寒的宝宝少食萝卜。

金橘白萝卜饮

材料： 金橘 5 个，白萝卜 100 克，蜂蜜 10 克。

做法： 金橘、白萝卜洗净。金橘去子，切碎捣烂，白萝卜切细丝后榨汁；将金橘与白萝卜汁混合，加入蜂蜜后即可饮用。

功效： 金橘生津止渴、健胃消食、化痰；蜂蜜润肺除烦；白萝卜可止咳化痰、除燥生津。

（1~3 岁）　　　　（6 个月 ~3 岁）　　　　（3~6 岁）

这样做： 全家都爱吃

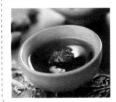 因感冒或者季节变化导致的咳嗽，可以喝点胖大海茶。

将胖大海在沸水中浸泡10分钟后即可饮用，具有开咽利喉的功效。

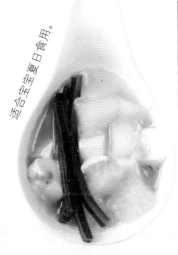

适合宝宝夏日食用。

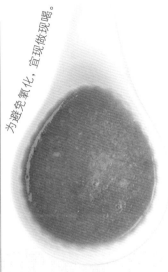

为避免氧化，宜现做现喝。

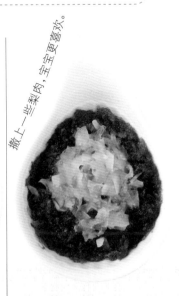

撒上一些梨肉，宝宝更喜欢。

海带豆腐冬瓜汤

材料： 海带25克，冬瓜300克，豆腐200克，葱末、盐各适量。

做法： 豆腐、冬瓜切块；海带切条；热锅凉油，加葱末爆香；加海带翻炒，再加豆腐翻炒1分钟；倒热水，加冬瓜片，快熟时撒盐搅匀。

功效： 冬瓜能利尿消肿、清热解暑；海带可以软坚散结、消肿利水、润下消痰。

石榴梨汁

材料： 石榴1个，梨半个。

做法： 石榴果肉全部剥出；雪梨去皮切块，将切块的雪梨和石榴果肉一起倒入榨汁机内榨成汁；用过滤网把籽过滤掉，将过滤好的石榴梨汁倒入杯内。

功效： 梨肉香甜多汁，有清热解毒、润肺生津、止咳化痰等功效。石榴有生津液、止烦渴的作用。

胖大海炖银耳

材料： 胖大海20克，银耳50克，冰糖适量。

做法： 银耳、胖大海用水泡发开，切碎；放炖盅里，隔水炖1个小时；食用时加入冰糖。

功效： 胖大海具有清热润肺、利咽解毒的功效。银耳可补脾开胃、滋阴润肺。

3~6岁　　1~3岁　　3~6岁

学龄及学龄前儿童	年长儿童
▼ 腮腺肿胀疼痛	▼ 除腮腺肿胀疼痛外，还可出现睾丸肿痛等

流行性腮腺炎

由腮腺炎病毒引起的急性、全身性感染，以发热、耳下腮部肿胀疼痛为特征，多见学龄及学龄前儿童。冬、春季常见。年长儿可出现睾丸肿痛、少腹疼痛，严重者可见神昏、抽搐。

流行性腮腺炎的特点：腮腺肿大，以耳垂为中心，有轻触痛。
一般持续 7~10 天，常一侧先肿大两三天后，另一侧也可出现肿大。
腮腺肿大时有 3~5 天的发热。

妈妈早护理，宝宝不生病

吃流食、半流食或软食

宝宝患流行性腮腺炎时，适宜吃富有营养易消化的流食、半流食或软食。不要吃酸、辣、甜味过浓及干硬食物。避免因张嘴和咀嚼食物而使疼痛加剧。

冷毛巾冷敷

在流行性腮腺炎早期，可用冷毛巾局部冷敷，使局部血管收缩，从而减轻炎症充血的程度，达到减轻疼痛的目的。

清除口腔细菌

保持宝宝口腔卫生，饭后及睡觉前后，要用淡盐水漱口或刷牙，清除口腔及牙齿上的食物残渣，防止继发细菌感染。

如果宝宝出现持续高热、剧烈头痛、呕吐、烦躁等症状，应立即送医就诊。

一周食材推荐搭配

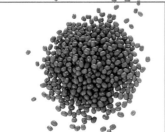

绿豆 煮汤

绿豆 + 粳米 煮粥

绿豆 + 白菜心 + 粳米 煮粥

周一　　　　　　　绿豆

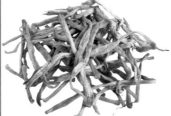

黄花菜 煮汤

黄花菜 + 海带 凉拌

黄花菜 + 粳米 煮粥

周二　　　　　　　黄花菜

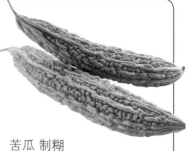

苦瓜 制糊

苦瓜 + 紫菜 煮汤

苦瓜 + 鸡蛋 清炒

周三　　　　　　　苦瓜

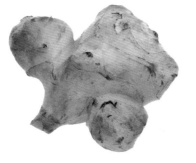

菊芋 榨汁

菊芋 + 粳米 煮粥

菊芋 + 鱼腥草 凉拌

周四　　　　　　　菊芋

马齿苋 凉拌

马齿苋 + 粳米 煮粥

马齿苋 + 绿豆 煮汤

周五　　　　　　　马齿苋

宝宝流行性腮腺炎宜吃食物

宝宝患流行性腮腺炎期间应多吃一些清热之品，如冬瓜、苦瓜；适宜吃容易咀嚼和消化的流质、半流质食物，如粥、汤。平时可以多吃一些瓜果蔬菜，如橙子、猕猴桃等，补充营养还可以散结清火。

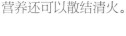

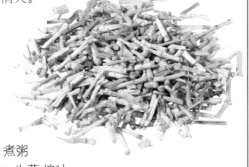

鲜茅根 榨汁

鲜白茅根 + 粳米 煮粥

鲜白茅根 + 荸荠 + 生藕 榨汁

周六　　　　　　　鲜茅根

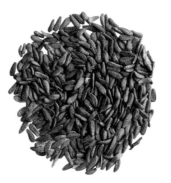

牛蒡子 + 粳米 煮粥

牛蒡子 + 薄荷 + 粳米 煮粥

牛蒡子 + 海带 煮汤

周日　　　　　　　牛蒡子

这样吃！宝宝流行性腮腺炎好得快

宝宝患流行性腮腺炎期间，忌食辛辣食物，如辣椒、姜等；不能吃过硬食物；忌吃酸性食物，如醋、酸梅汤；避免吃长纤维蔬菜，如芹菜、竹笋；忌吃发物，如带鱼、虾等。

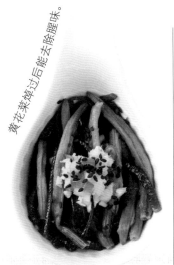

黄花菜焯过后能去除腥味。

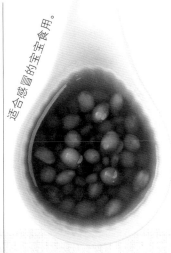

适合感冒的宝宝食用。

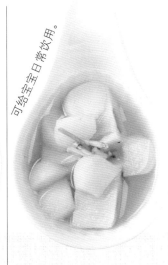

可给宝宝日常饮用。

凉拌黄花菜

材料： 黄花菜30克，海带丝30克，盐、生抽、醋、葱花、黑芝麻各适量。

做法： 先用温水将黄花菜浸泡，洗净后与海带丝同煮熟，沥去水，放凉，加盐、生抽、醋拌匀，最后撒上葱花、黑芝麻即可。

功效： 清热，消肿，散结。

绿豆大豆汤

材料： 绿豆100克，大豆50克，白糖适量。

做法： 将绿豆、大豆加水适量，煮至烂熟，加入白糖搅匀。

功效： 清热解毒，消肿定痛。

荸荠莲藕茅根茶

材料： 荸荠、莲藕、鲜茅根各100克。

做法： 以上三味加适量水同煮，去渣取汁。

功效： 清热凉血，生津止渴。

（3~6岁）　　（1~3岁）　　（1~6岁）

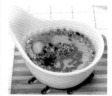

这样做： 全家都爱吃

家里有人出现"啤酒肚"或者发胖时， 可以用牛蒡子来泡茶，能降脂通便，瘦全身。

牛蒡子和决明子各12克， 桂花5克。锅中烧水，倒入牛蒡子和决明子煮沸，过滤后用汁液冲泡桂花即可。

有咽炎的宝宝也可食用。

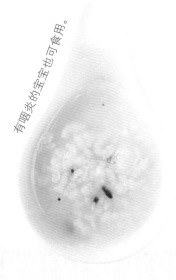

盐一定要少放。

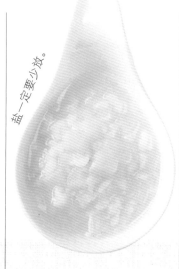

患腮腺炎的宝宝可以食用。

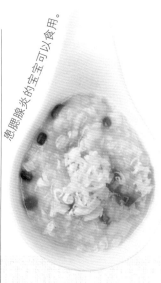

牛蒡子粥

材料： 牛蒡子20克，粳米60克，白糖适量。

做法： 将牛蒡子打碎，水煎取汁100毫升，粳米煮粥，待粥将成时兑入牛蒡子汁，调匀，加白糖调味。

功效： 疏风散热，解毒消肿。

菊芋粥

材料： 粳米100克，菊芋100克，盐适量。

做法： 将菊芋冲洗干净，切成细丁，粳米洗净，用冷水浸泡发好，捞出滤干水分；锅中加入适量水，放入粳米；用大火煮沸后，加入菊芋丁，再改用小火继续煮至粥成，用盐调味后食用。

功效： 解毒祛湿。

绿豆菜心粥

材料： 绿豆100克，白菜心3个，粳米50克，白糖适量。

做法： 将绿豆、粳米分别洗净，白菜心洗净切碎；将粳米、绿豆一同放入锅内，添入适量水，大火烧开，改小火煮至米烂成粥，加入白菜末略煮，调入白糖即可食用。

功效： 清热解毒。

1~3 个月	3~6 个月	6 个月~1 岁
▼脂溢型	▼渗出型	▼干燥型
# 湿疹	小儿湿疹俗称"奶癣"，是发生于 2 岁以内婴幼儿的过敏性皮肤病。特点是好发在患儿头面部，重者可延及躯干和四肢，	瘙痒剧烈，患儿常有家族过敏史。主要原因为对食入物、吸入物或接触物不耐受或过敏所致。

脂溢型：患儿前额、颊部和眉间皮肤潮红，被覆黄色油腻性鳞屑，头顶可有较厚的黄色液痂，一般在 6 个月后改善饮食时可自愈。

渗出型：患儿双侧面颊可见对称性小米粒大小红色丘疹，间有小水疱和红斑。可用无菌纱布蘸生理盐水，做局部湿敷，抹氧化锌软膏。

干燥型：皮损表现为丘疹、红肿、硬性糠皮样鳞屑及结痂，要保持皮肤的湿润。

妈妈早护理，宝宝不生病

母乳喂养

宝宝在出湿疹期间，妈妈要注意喂哺宝宝不要过量，保持消化正常。

如果是母乳喂养，妈妈尽量避免吃容易引起过敏的食物，如对蛋白质过敏，可单食蛋黄，妈妈暂不要吃辛辣、海味、腥味食品，如葱、蒜、辣椒、韭菜、鱼、虾、蟹。

配方奶喂养

吃配方奶粉的婴幼儿吃东西也要适当限制，特别是海产品。如怀疑奶产品过敏，可以选择低过敏性的水解蛋白配方奶粉。添加辅食时，要避免选择含食物添加剂的速成品，家长应尽量给孩子手工制作。

不管是母乳还是辅食，宝宝的饮食和妈妈的饮食都特别重要，一定要少食辛辣食品，海鲜和调味料都要尽量少食。

一周食材推荐搭配

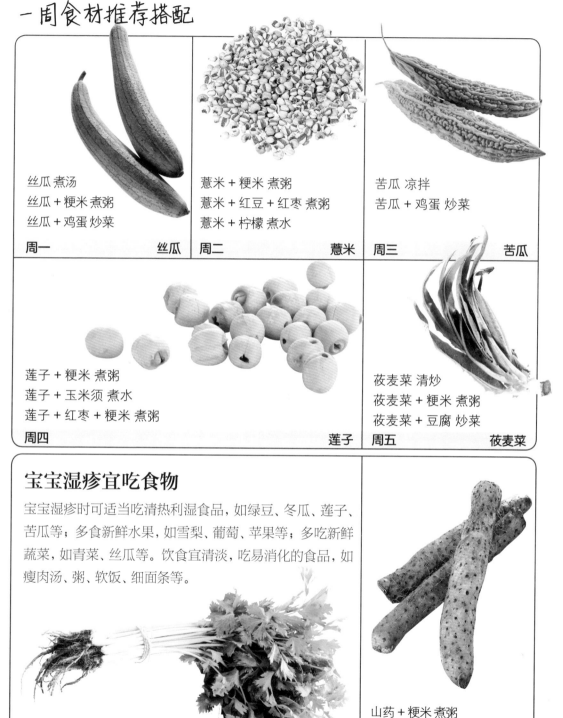

丝瓜 煮汤
丝瓜 + 粳米 煮粥
丝瓜 + 鸡蛋 炒菜

周一　　　　　　　丝瓜

薏米 + 粳米 煮粥
薏米 + 红豆 + 红枣 煮粥
薏米 + 柠檬 煮水

周二　　　　　　　薏米

苦瓜 凉拌
苦瓜 + 鸡蛋 炒菜

周三　　　　　　　苦瓜

莲子 + 粳米 煮粥
莲子 + 玉米须 煮水
莲子 + 红枣 + 粳米 煮粥

周四　　　　　　　莲子

莜麦菜 清炒
莜麦菜 + 粳米 煮粥
莜麦菜 + 豆腐 炒菜

周五　　　　　　　莜麦菜

宝宝湿疹宜吃食物

宝宝湿疹时可适当吃清热利湿食品，如绿豆、冬瓜、莲子、苦瓜等；多食新鲜水果，如雪梨、葡萄、苹果等；多吃新鲜蔬菜，如青菜、丝瓜等。饮食宜清淡，吃易消化的食品，如瘦肉汤、粥、软饭、细面条等。

芹菜 + 瘦肉 炒菜
芹菜 + 绿豆 + 粳米 煮粥

周六　　　　　　　芹菜

山药 + 粳米 煮粥
山药 + 瘦肉 炒菜
山药 + 排骨 煮汤

周日　　　　　　　山药

这样吃！宝宝湿疹好得快

宝宝湿疹期间忌食致敏食物，如鱼、虾、蟹、牛羊肉等；忌辛辣刺激食物，不要吃葱、蒜、姜、辣椒、花椒等；忌坚果类，核桃、开心果、腰果、大杏仁、榛子、松子和板栗等果仁经常引起过敏，而且可能诱发较重的过敏症状。

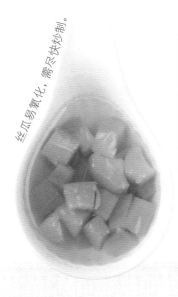

丝瓜易氧化，需尽快炒制。

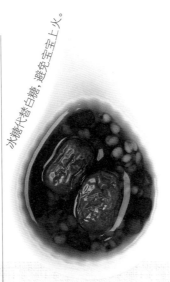

冰糖代替白糖，避免宝宝上火。

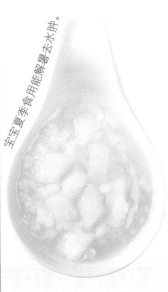

宝宝夏季食用能解暑去水肿。

丝瓜汤

材料：丝瓜 30 克，盐适量。

做法：取新鲜丝瓜，切成小块，在锅里放一些水，然后放入丝瓜块在锅里煮汤，煮得较碎时加适量盐调味，让宝宝喝汤吃瓜。

功效：丝瓜味甘，性寒，具有通行经络、凉血解毒的作用。

薏米红豆枣汤

材料：红豆、薏米各 30 克，红枣 6 颗，白糖适量。

做法：红豆、薏米、红枣洗净，用水浸泡 20 分钟，倒入锅里，加适量水，大火烧开，中火煮 30 分钟，加入适量白糖，即可食用。

功效：薏米性微寒，味甘淡，有利水消肿、健脾去湿、清热排脓的作用。

冬瓜粥

材料：冬瓜 50 克，粳米 60 克。

做法：冬瓜洗净，带皮切成小块，加水，同粳米煮粥。

功效：清利湿热。

(1 岁以后)　　(1～3 岁)　　(6 个月以后)

这样做：全家都爱吃

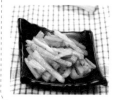

有的宝宝不喜欢芹菜的口感，可以一点一点地加到汤里，逐渐增多，剩下的部分，可以做一道芹菜炒山药。

葱姜蒜爆锅后，加芹菜段翻炒变色；加山药条，加适量的盐和少量的酱油翻炒；加入少量水，盖锅盖焖 5 分钟。

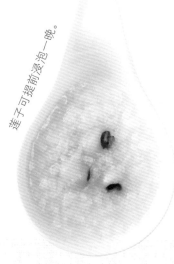

莲子可提前浸泡一晚。

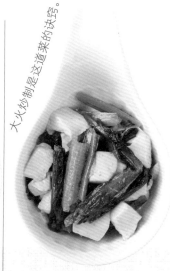

大火炒制是这道菜的诀窍。

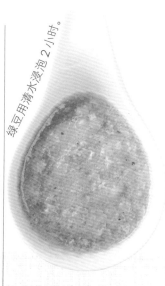

绿豆用清水浸泡 2 小时。

莲子粥

材料：莲子 30 克，粳米 40 克，冰糖适量。

做法：粳米洗净后放入锅中，加入适量的水，中火熬 10 分钟；加入莲子，中火熬粥；再加一点冰糖，熬至米熟。

功效：莲子性平，味甘涩，有补脾、燥湿、止泻的功效。

莜麦菜烧豆腐

材料：莜麦菜、豆腐各 100 克，盐适量。

做法：豆腐切块，开水滚煮 1 分钟，捞起沥干；莜麦菜洗净，切段；炒锅烧热放油，放入莜麦菜大火快炒；放入豆腐，拌匀，加入盐调味，盛出。

功效：营养丰富，莜麦菜具有清热、凉血、解毒的作用。

芹菜绿豆汤

材料：芹菜 100 克，绿豆 50 克，鸡蛋 2 个，盐适量。

做法：芹菜切段；绿豆洗净；鸡蛋打匀；将绿豆、芹菜和水加入搅拌机中，打成糊；往锅中加水，大火煮沸，倒入绿豆糊，搅匀煮沸；加鸡蛋液，搅匀，加盐。

功效：具有平肝清火、利湿解毒的作用。

婴幼儿	年长儿童
▼ 进食时哭闹，不愿进食	▼ 高热、咽痛、烦躁不安等

小儿疱疹性咽峡炎

小儿疱疹性咽峡炎好发于夏秋季，常表现为进食时哭闹，不愿进食，检查咽部疱疹多发生于软腭、悬雍垂和舌腭弓等处，可见

咽部出血，有数个灰白色约小米粒大小的疱疹，在一两天内疱疹破溃形成溃疡。有时伴有发热，由柯萨奇 A 组病毒所致。

通常起病急骤，表现为高热、咽痛、烦躁不安、流涎、厌食等。婴幼儿常表现为进食时哭闹、不愿进食。

咽部充血，在咽腭弓、软腭、悬雍垂的黏膜上可见数个 2~4 毫米大小灰白色的疱疹，周围有红晕。

妈妈早护理，宝宝不生病

饮食少量多次

孩子患疱疹性咽炎时，饮食应少量多次，吃有营养且容易消化的流质或半流质食物，如牛奶、米粥、果汁。不要给孩子吃辛辣或油炸的食品。可吃一些不太热且清淡易消化的食物，还可增加一些蔬菜汁。注意让孩子保持口腔清洁，每日可选用淡盐水漱口。

选择安全退烧药

如果孩子出现高热，用物理降温效果不明显，可合理选用安全、有效的退热药，如口服对乙酰氨基酚、布洛芬，若宝宝高热不退、进食困难，应及时到医院就诊。

需隔离

疱疹性咽峡炎具有较强的传染性，孩子患病后，需要居家隔离，病情轻的可隔离 1 周，病情重的要隔离 2 周。

一周食材推荐搭配

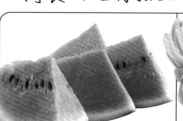
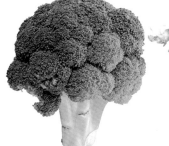
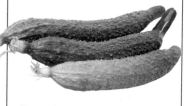

西瓜 榨汁

西瓜皮 凉拌

西瓜皮 + 绿豆 煮水

周一   **西瓜**

灯芯草 + 枣仁 + 玉竹 + 糯米 煮粥

灯芯草 + 苦瓜 煮水

周二   **灯芯草**

柠檬 蜜渍

柠檬 + 苹果 柠檬榨汁，苹果制泥，加蜜熬制

周三   **柠檬**

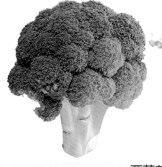

西蓝花 + 粳米 煮粥

西蓝花 + 蒜蓉 清炒

西蓝花 + 鸡蛋 炒菜

周四   **西蓝花**

黄瓜 榨汁

黄瓜 凉拌

黄瓜 + 粳米 煮粥

周五   **黄瓜**

宝宝疱疹性咽峡炎宜吃食物

宝宝患疱疹性咽峡炎时，应该吃有营养而且容易消化的流质或半流质食物，如牛奶、米粥、果汁；多吃一些含维生素的蔬菜、水果，如菜花、圆白菜、西蓝花、芦笋、猕猴桃等。

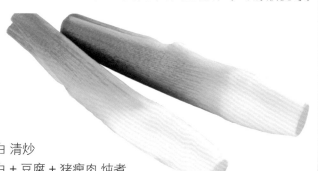
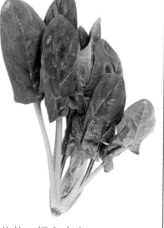

茭白 清炒

茭白 + 豆腐 + 猪瘦肉 炖煮

茭白 + 鸡蛋 炒菜

周六   **茭白**

菠菜 + 粳米 煮粥

菠菜 清炒

菠菜 + 鸡蛋 + 粉丝 凉拌

周日   **菠菜**

这样吃！宝宝疱疹性咽峡炎好得快

宝宝患疱疹性咽峡炎期间避免吃煎、炸类的油腻食品，如烤肉、炸薯片等；不能吃刺激性食物，如辣椒、芥末等；尤其要注意不吃过热、过酸的食品，避免刺激口腔破溃部位引起疼痛，如热饮、冰激凌等；不能吃过硬的食物。

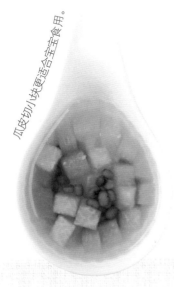

瓜皮切小块更适合宝宝食用。

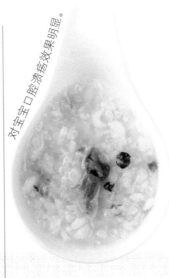

对宝宝口腔溃疡效果明显。

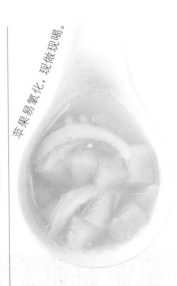

苹果易氧化，现做现喝。

瓜皮绿豆饮

材料： 西瓜皮 100 克，绿豆 30 克，冰糖适量。

做法： 绿豆洗净浸泡半天，西瓜去红瓤，切丁，共同倒入汤锅，沸后用小火煮 30 分钟，加入冰糖再煮几分钟，然后留出水液，放凉后喂宝宝。

功效： 西瓜皮具有清热、解毒、利湿的作用。

枣竹灯芯草粥

材料： 枣仁、玉竹各 20 克，灯芯草 6 克，糯米 200 克，冰糖适量。

做法： 枣仁、玉竹、灯芯草洗净，用洁净纱布包扎，放入锅中，加水和糯米，大火烧开，小火煮成粥。

功效： 灯芯草具有清心火、去湿热的功效。

柠檬苹果饮

材料： 苹果 2 个，柠檬 1 个，蜂蜜适量。

做法： 柠檬皮用盐搓洗，洗净沥干，擦丝，柠檬肉榨汁，苹果去皮去核，切丁，加水，大火煮沸，转小火煮 10 分钟，加入柠檬皮和柠檬汁，中小火翻炒至胶状，加入蜂蜜，密封保存，食用时兑温水。

功效： 营养丰富，清热解毒。

(3～6 岁)　　(1～3 岁)　　(1～3 岁)

😀 这样做：全家都爱吃

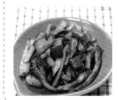

茭白口感鲜嫩，能清热，解毒，还能解除酒毒，用给宝宝做菜剩下的部分做一道茭白炒黄瓜，鲜嫩可口。

茭白切丝，黄瓜切丁，茭白丝入水焯烫 1 分钟，过凉，沥干水分；热油锅，加茭白丝和黄瓜丁翻炒，加适量盐、生抽。

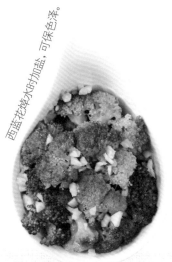

西蓝花焯火时加盐，可保色泽。

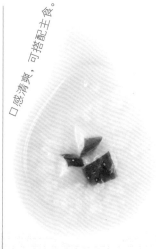

口感清爽，可搭配主食。

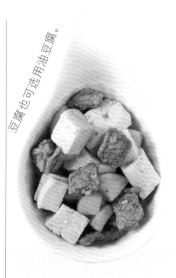

豆腐也可选用油豆腐。

蒜蓉西蓝花

材料： 西蓝花 200 克，蒜蓉、盐各适量。

做法： 西蓝花切块，锅里烧热水至 80℃ 左右，煮西蓝花 1 分钟捞出，过凉，锅烧热，放油，放蒜蓉爆香，倒西蓝花，翻炒，加入盐，关火出锅。

功效： 西蓝花含有蛋白质、脂肪、磷、铁、胡萝卜素和维生素 C 等。

黄瓜粥

材料： 黄瓜、粳米各 100 克，盐适量。

做法： 黄瓜洗净，切丁，粳米洗净，倒入锅内，加水，大火烧开，倒黄瓜丁，改小火慢慢煮至米烂，煮至汤稠，起锅前放入适量盐调味。

功效： 黄瓜味甘、甜，性凉，具有清热解毒的作用，能祛除体内余热。

茭白焖豆腐

材料： 茭白 300 克，豆腐 150 克，猪瘦肉 100 克，盐、酱油各适量。

做法： 茭白去皮，洗净，切块；豆腐切块；猪瘦肉切薄片，用盐、酱油腌制 3 分钟。热锅倒油，爆炒瘦肉八成熟起锅；留底油炒茭白至五成熟，加豆腐，加浓汤煮沸，倒猪瘦肉，加盐，改小火焖 3 分钟。

功效： 清热解毒，除烦渴。

（3～6 岁）　（1～3 岁）　（3～6 岁）

器质性	功能性
肠道、肛门、内分泌等问题	进食量少或缺乏膳食纤维等问题

小儿便秘

小儿便秘是指宝宝大便干燥、坚硬,秘结不通,排便时间间隔较久(常大于 2 天),或虽有便意却排不出大便。通常由排便规律改变所致,如超过 6 个月即为慢性便秘。

饮食因素:食物中的成分过于精细,缺少粗纤维,对肠道不能形成一定量的刺激,致使胃肠蠕动减慢。

肠功能失常:生活无规律和缺乏按时大便的习惯,未形成排便的条件反射。

饮水量少:宝宝不爱喝水,致体内水分不足。

运动量少:宝宝不爱运动,腹肌无力,肠蠕动降低。

妈妈早护理,宝宝不生病

调整饮食习惯

宝宝便秘时,家长要注意观察宝宝的饮食习惯,有计划地让宝宝多吃富含纤维素的蔬菜水果,如土豆、李子、雪梨、桃、西蓝花等。母乳喂养的宝宝,可通过补充活性糖以缓解便秘,用 50 毫升水稀释 1 勺活性糖,每天服用两次即可。

腹部按摩

宝宝便秘时还可采用腹部按摩,可以刺激肠道蠕动,促进排便,具体做法是按顺时针方向按摩肚子,每次 200 下,每日 2 次。运动也能促进肠道蠕动,帮助排便,应让宝宝多进行室外活动。

定期排便

帮助宝宝养成定期排便的习惯,每天固定时间让孩子坐在马桶上,不要着急,可以在洗手间门口给孩子讲故事,找些和排便相关的故事或歌曲也是好主意。尽量挑选清闲充裕的时间段让孩子排便。

如果宝宝便秘严重,超过一周没有排便,建议找医生诊治。

一周食材推荐搭配

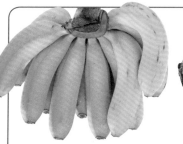

香蕉 + 酸奶 制成奶昔

香蕉 + 粳米 煮粥

香蕉 + 牛奶 + 鸡蛋 制蛋羹

周一　　　　　　　香蕉

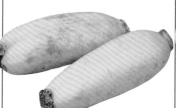

莲藕 凉拌

莲藕 + 柠檬 + 蜂蜜 蜜渍

莲藕 + 桂花 + 糯米 蒸制

周二　　　　　　　莲藕

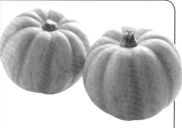

南瓜 + 粳米 煮粥

南瓜 + 鸡蛋 蒸羹

南瓜 + 牛奶 煮成糊

周三　　　　　　　南瓜

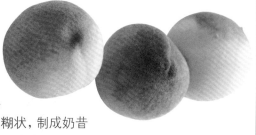

桃 + 冰糖 蒸熟

桃 + 酸奶 打成糊状，制成奶昔

桃 + 红豆 + 银耳 煮水

周四　　　　　　　桃

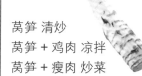

莴笋 清炒

莴笋 + 鸡肉 凉拌

莴笋 + 瘦肉 炒菜

周五　　　　　　　莴笋

宝宝便秘宜吃食物

宝宝便秘时多进食瓜类水果，如西瓜、香瓜、哈密瓜等；给予一些富含优质蛋白质及脂质的食物，如银耳、杏仁、蜂蜜等，具有软便润肠的作用；食物中纤维素太少，也易发生便秘，应增加宝宝膳食纤维的摄入，如青菜、海带等。

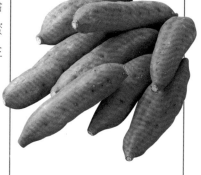

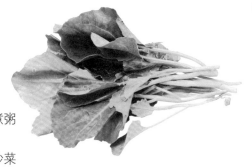

芥蓝 + 粳米 煮粥

芥蓝 清炒

芥蓝 + 牛肉 炒菜

周六　　　　　　　芥蓝

红薯 蒸煮

红薯 + 粳米 煮粥

红薯 + 红枣 + 粳米 煮粥

周日　　　　　　　红薯

这样吃！宝宝便秘好得快

孩子便秘期间，少吃生冷食物，如冷饮、冰激凌；食量不能过少；
食物不能过于精细；不要吃辛辣油炸食物，如炸鸡块、炸薯条等。

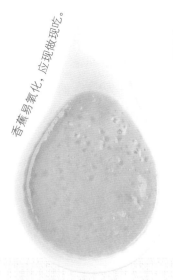

香蕉易氧化，应现做现吃。

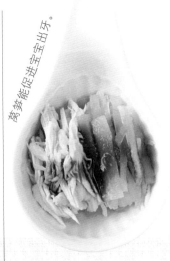

莴笋能促进宝宝出牙。

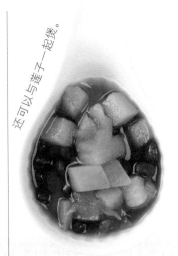

还可以与莲子一起煲。

香蕉酸奶昔

材料：香蕉1根，原味酸奶2杯。

做法：香蕉去皮，切成小块，与酸奶一起放入料理杯中，旋紧刀头组件，扣在主机上，接通电源，用手按着开关数秒。

功效：香蕉肉质软糯，香甜可口，营养丰富，含有的食物纤维可刺激大肠的蠕动，使大便通畅。

凉拌鸡丝莴笋

材料：莴笋1根，鸡胸肉200克，姜片、蒜片、葱段、盐、调味酱汁各适量。

做法：莴笋去皮，切丝，加盐拌匀；鸡胸肉放锅中，加水和姜片、蒜片、葱段，大火烧开转中火煮5分钟，至鸡胸肉全熟，撕成丝；在莴笋丝和鸡肉丝上淋调味酱汁。

功效：莴笋含植物纤维素，能促肠壁蠕动，通利消化道。

桃煲银耳

材料：桃2个，红豆20克，银耳80克。

做法：红豆洗净，用凉水浸泡30分钟；银耳泡发，撕成小朵；桃洗净，去皮，切块，冷水浸泡15~20分钟。将所有材料放入电饭煲中，煲30分钟即可。

功效：桃、红豆清热祛湿，银耳滋阴润燥。

（6个月 ~3岁）　　（3~6岁）　　（1~3岁）

🎬 这样做：全家都爱吃

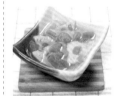

用南瓜和莲藕给宝宝做菜时用不了太多，而且藕去皮后不容易存放，这时可以做一道南瓜藕片汤。

南瓜去除瓜瓤，切块；莲藕去皮切片；锅中加油烧热，下洋葱末炒香，倒水煮沸，下南瓜、藕片，调盐，煮至南瓜熟烂。

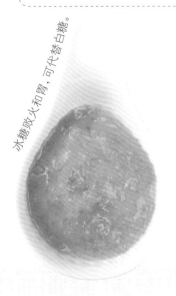

冰糖败火和胃，可代替白糖。

奶香南瓜羹

材料： 南瓜 250 克，牛奶 50 毫升，淀粉、白糖各适量。

做法： 南瓜去皮，切块；放入锅中，隔水蒸熟，打成南瓜泥；倒入锅中，小火煮至小气泡冒出，放淀粉和牛奶，加白糖搅匀，煮 15 分钟。

功效： 南瓜含有的膳食纤维非常细软，能促进肠道蠕动，缓解便秘，同时还不伤胃肠黏膜。

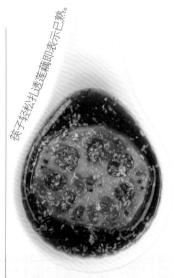

筷子轻松扎透莲藕即表示已熟。

桂花糯米藕

材料： 莲藕 200 克，干桂花 20 克，糯米 100 克，红糖、蜂蜜各适量。

做法： 干桂花兑蜂蜜，用保鲜膜盖好，放置 1 夜；糯米浸泡，莲藕切去小头 2 厘米，糯米灌入藕孔，捅紧；锅里放水淹没莲藕，放红糖；压力煲 20 分钟，切片，淋桂花蜜。

功效： 莲藕含有粗纤维，能够有效地促进肠胃蠕动。

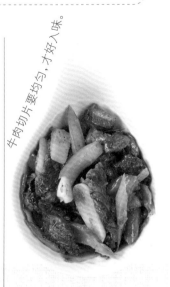

牛肉切片要均匀，才好入味。

芥蓝炒牛肉

材料： 牛肉 250 克，芥蓝 200 克，葱末、姜末、蒜末、料酒、盐、生抽、淀粉各适量。

做法： 芥蓝去皮，切片；牛肉放料酒、生抽、淀粉腌制；油锅烧热，倒牛肉，变色后盛出；爆香姜末、蒜末，放芥蓝，加料酒翻炒；倒牛肉，加葱末翻炒，调盐炒匀。

功效： 芥蓝含膳食纤维，能加快胃肠蠕动。

（6个月~3岁）　　（1~6岁）　　（3~6岁）

婴幼儿	年长儿童
▼ 进食时哭闹，食欲缺乏等	▼ 恶心、呕吐、腹胀、腹痛等

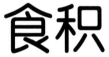

小儿食积是指饮食不当，影响到小儿的消化功能，使食物停滞胃肠所形成的一种胃肠道疾患，常见的症状包括恶心、呕吐、食欲缺乏、腹胀、腹痛、口臭、手足发热、肤色发黄、精神萎靡等症状。

睡觉时总是不停地翻身，还会出现咬牙的症状，睡眠质量很差。

宝宝食欲明显不振。

宝宝总会出现肚子不舒服或者肚子疼的情况。

宝宝口气中有明显的酸味。

妈妈早护理，宝宝不生病

饮食清淡，定时定量

宝宝应选择清淡的蔬菜、容易消化的米粥、面汤等，不吃油炸、膨化食品，少吃甚至不吃肉类食物，多喝水。

宝宝的饮食需定时定量，不能饥一顿饱一顿，避免打乱肠胃的生物钟，影响消化。

晚上别太饱

孩子晚上胃蠕动慢，吃东西不容易消化，因此容易积食，晚上不要吃得太饱，如果需要喝奶，也要水多一些，奶粉少一点。

由于胃肠等内脏从低运转到恢复正常需要一段时间，早上和中午宝宝刚睡醒时不马上进食，这样有助于消化和吸收。

少吃零食

要注意不要给孩子吃太多的食物，控制孩子的零食摄入，经常吃零食会降低孩子的食欲，不利于肠胃的消化。应该确保营养的均衡，切忌肉制品过多，而果蔬粗粮太少。

一周食材推荐搭配

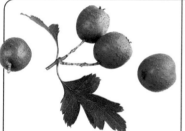

山楂 制山楂糕
山楂 + 红枣 煮水
山楂 + 银耳 煮水

周一　　　　　　　　　　**山楂**

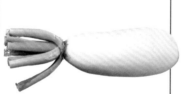

白萝卜 + 粳米 煮粥
白萝卜 + 瘦肉 炒菜
白萝卜 + 鸡肉 炖煮

周二　　　　　　　　　　**白萝卜**

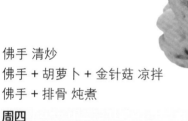

菠萝 榨汁
菠萝 + 南瓜 + 糯米 煮粥
菠萝 + 鸡翅 焖煮

周三　　　　　　　　　　**菠萝**

佛手 清炒
佛手 + 胡萝卜 + 金针菇 凉拌
佛手 + 排骨 炖煮

周四　　　　　　　　　　**佛手**

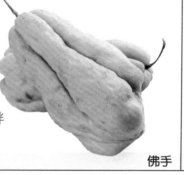

火龙果 + 西瓜 + 酸奶 拌匀
火龙果 + 芒果 + 牛奶 + 西米 煮粥

周五　　　　　　　　　　**火龙果**

宝宝食积宜吃食物

宝宝食积时，需要注意少吃多餐，选择清淡的蔬菜，容易消化的米粥、面汤、面条等，不吃油炸、膨化食品，少吃甚至不吃肉类食物，少吃刺激性食物，让肠胃可以休息。

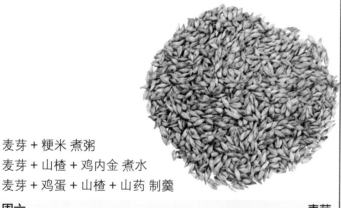

麦芽 + 粳米 煮粥
麦芽 + 山楂 + 鸡内金 煮水
麦芽 + 鸡蛋 + 山楂 + 山药 制羹

周六　　　　　　　　　　**麦芽**

木瓜 榨汁
木瓜 + 牛奶 蒸熟
木瓜 + 银耳 煮水

周日　　　　　　　　　　**木瓜**

这样吃！宝宝食积好得快

宝宝积食时应调整平时的饮食规律，不能让宝宝吃得太多，避免进食生冷、油腻、辛辣刺激性食物，应做到少量多餐。

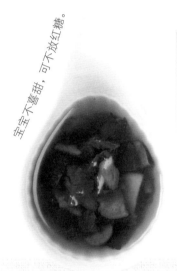

宝宝不喜甜，可不放红糖。

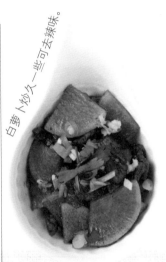

白萝卜炒久一些可去辣味。

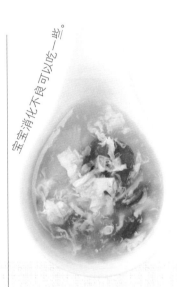

宝宝消化不良可以吃一些。

山楂红枣汤

材料：山楂2个，红枣3颗，姜片4片，红糖适量。

做法：红枣、山楂洗净，去核，切块，放入锅中，加入水，放入姜片，中火煮开；改小火煮10分钟，加入红糖，搅拌均匀即可出锅。

功效：具有消食健胃、补中益气、散寒的作用。

白萝卜炒肉片

材料：白萝卜1根，瘦肉200克，葱末、姜末、酱油、盐、香菜各适量。

做法：白萝卜、瘦肉洗净，切片。油锅烧热，倒瘦肉，炒至发白。加葱末、姜末；加酱油，放白萝卜片，加盐，白萝卜熟后，加香菜即可。

功效：白萝卜具有下气消食的作用。

麦芽山楂蛋羹

材料：鸡蛋2个，山药半根，麦芽15克，山楂20克，淀粉、盐各适量。

做法：山楂、山药洗净，切片；放入锅内，加入麦芽和水，煮1小时左右，去渣取汤；鸡蛋打散，淀粉用水调成糊状，将汤汁煮沸，加入鸡蛋液及淀粉糊，边下边搅拌，加适量盐调味。

功效：健脾开胃，消食导滞。

(1~3 岁) (3~6 岁) (1~3 岁)

这样做：全家都爱吃

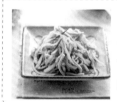

可以用佛手做一道佛手炒鸡丝。

佛手瓜洗净切丝，鸡肉煮熟，撕成丝，葱切丝，蒜切末；油锅烧热，下葱丝、蒜末炒香，下鸡丝翻炒至变色，下佛手瓜，炒熟加盐即可。

颜色丰富，宝宝有食欲。

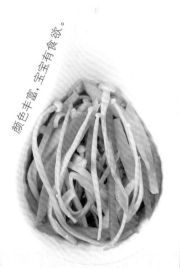

凉拌佛手瓜

材料：佛手瓜 1 个，胡萝卜 1 根，金针菇 1 把，盐、生抽、醋、芝麻油各适量。

做法：佛手瓜、胡萝卜洗净，切丝，金针菇切去根；锅内加水，中火烧开，分别加入所有材料焯烫，过凉，沥干，晾凉，调盐、生抽、醋、芝麻油，搅拌均匀即可。

功效：具有理气化痰、止呕消胀、舒肝健脾的作用。

醋用以去除牛奶腥味。

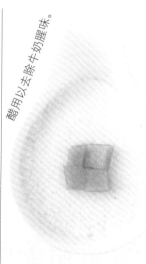

木瓜炖奶

材料：木瓜350克，牛奶1盒，鸡蛋2个，冰糖、醋各适量。

做法：木瓜去皮，切块；牛奶煮到沸腾，加冰糖煮至溶化，放凉；蛋清加牛奶和醋，搅拌均匀，装入小碗，盖上保鲜膜，大火隔水蒸30分钟，将木瓜果肉淋入。

功效：木瓜中含有酵素，能消化蛋白质，有利于人体对食物进行消化和吸收。

西米不可冷水下锅。

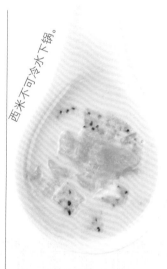

火龙果芒果西米露

材料：火龙果、芒果各 1 个，西米 150 克，牛奶、蜂蜜各适量。

做法：火龙果、芒果洗净，去皮，切丁；将芒果肉放进料理机，倒入牛奶，加蜂蜜，打成牛奶芒果汁；开水煮熟西米，捞出，过冷水；放入牛奶芒果汁，加芒果粒和火龙果粒即可。

功效：营养丰富，开胃消食。

（3~6岁）　　（1~3岁）　　（1~3岁）

较轻者	严重者
▼ 体温升高，汗少或不出汗	▼ 口渴心烦、头晕头痛、呕吐恶心等

暑热

暑热是指小儿在酷暑期间所出现的发热症状，常以3岁以下尤其是1岁左右的婴幼儿多见，并伴有口渴心烦、头晕头痛、呕吐恶心、体倦无力等现象。

体温38~40℃，而且气温越高，体温也会越高。排尿次数多，喝水也多。

汗较少或不出汗。抚摸孩子，虽然体温高，但却没什么汗水。

病初情况较良好，偶尔会有消化不良或类似感冒的症状。当发热持续一段时间后，可表现为烦躁不安，食欲下降，高热时可能会嗜睡。

妈妈早护理，宝宝不生病

饮食清淡

饮食上要清淡，可给宝宝喝一些菜汤和清凉饮料，如西瓜汁、绿豆汤等。

衣住行，要注意

夏天时，孩子的体温调节能力较弱，妈妈最好给孩子穿点透气性良好的衣物，衣服不能太紧，要宽松一些。

经常给孩子洗澡，水温要比孩子体温低2~3℃，有助于孩子退热。

孩子房间温度设置在26~27℃，但空调的风口不能对着孩子。

外出谨防中暑

减少孩子户外活动，出门做好防晒措施，应尽量选择清晨或晚上比较凉爽的时间去活动，出去要给孩子用防晒霜，戴帽子，要保证充足的水分补充。

可以在医生的指导下，给孩子吃点清暑、益气的中药或药膳。

一周食材推荐搭配

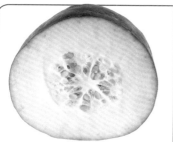

冬瓜 + 粳米 煮粥

冬瓜 + 金针菇 煮汤

冬瓜 + 猪肉 蒸熟

周一 冬瓜

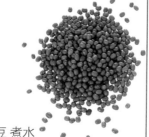

绿豆 煮水

绿豆 + 粳米 + 薏米 煮粥

绿豆 + 海带 煮汤

周二 绿豆

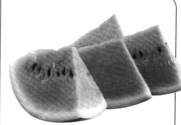

西瓜 鲜榨

西瓜 + 西米 西瓜加西米榨汁

西瓜 + 银耳 煮水

周三 西瓜

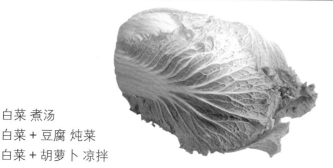

白菜 煮汤

白菜 + 豆腐 炖菜

白菜 + 胡萝卜 凉拌

周四 白菜

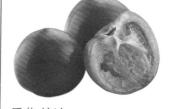

番茄 榨汁

番茄 + 鸡蛋 煮汤

番茄 + 牛肉 炖煮

周五 番茄

宝宝暑热宜吃食物

宝宝暑热时要给他吃些具有解毒、消暑、清热、养胃、生津、止渴和利尿作用的食物，如西瓜、冬瓜、绿豆、百合、酸梅等，同时尽量让宝宝少吃油腻和刺激性的食物。

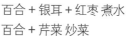

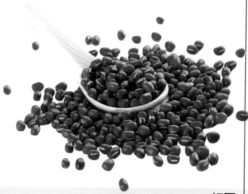

红豆 焖煮

红豆 + 粳米 煮粥

红豆 + 莲子 煮汤

周六 红豆

百合 + 银耳 + 红枣 煮水

百合 + 芹菜 炒菜

百合 + 薏米 + 粳米 煮粥

周日 百合

这样吃！宝宝暑热好得快

宝宝暑热时，忌大量饮水，忌大量食用生冷瓜果，忌吃大量油腻食物，以适应夏季肠胃的消化能力。应吃些较为清淡、容易消化的食物，补充必要的水分、盐、热量、维生素、蛋白质。

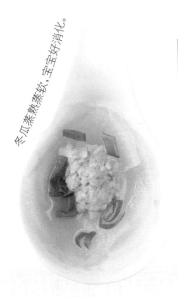

冬瓜蒸熟蒸软，宝宝好消化。

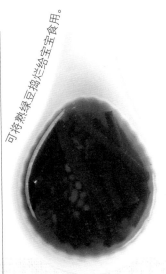

可将熟绿豆捣烂些给宝宝食用。

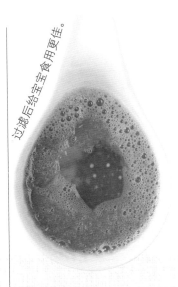

过滤后给宝宝食用更佳。

肉末蒸冬瓜

材料： 猪肉馅 10 克，冬瓜 50 克，蒜末、葱花、香油、盐各适量。

做法： 冬瓜去皮，切薄片；猪肉馅加适量蒜末和盐，腌制 5 分钟；冬瓜片放入盘中，猪肉馅铺在冬瓜上，放入蒸锅，中火蒸 8 分钟至冬瓜熟透，撒葱花，滴香油。

功效： 冬瓜具有利水、清热、化痰、解毒的作用。

海带绿豆汤

材料： 绿豆、海带各 100 克，冰糖适量。

做法： 绿豆洗净，冷水浸泡 3 小时；海带浸泡 3 小时，洗净，切丝；将泡好的海带和绿豆放入汤锅内，添入足量的水，盖好盖，大火煮开转小火煮 20 分钟；加入冰糖，继续煮 10 分钟，出锅放凉即可。

功效： 消暑止渴。

西瓜芒果汁

材料： 西瓜 300 克，芒果 200 克，白糖适量。

做法： 把西瓜和芒果切成小块分盘装好；把西瓜、芒果、水和白糖放到搅拌机打至丝滑即可。

功效： 西瓜性寒、味甘，具有清热解暑、生津止渴、利尿除烦的作用。

(3～6 岁)　　　(1～3 岁)　　　(1～3 岁)

😋 这样做：全家都爱吃

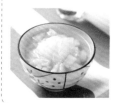

白菜往往买回来有很大一棵，可以和冬瓜一起煮汤，营养好，还能清热解毒，利湿。

冬瓜切薄片，白菜心洗净；

热油爆香葱段、姜片，放入冬瓜片、白菜心，翻炒至白菜心变软，倒水，大火烧开转中火，焖至冬瓜片变软，放盐。

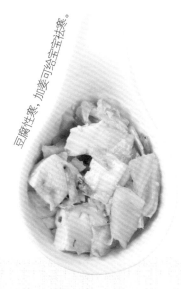

豆腐性寒，加姜可给宝宝祛寒。

白菜炖豆腐

材料： 白菜、豆腐各 100 克，虾米 25 克，葱末、姜末、盐各适量。

做法： 白菜、豆腐洗净，切块；虾米用开水泡；油锅烧热，下葱末、姜末炝锅，放白菜翻炒至断生，再放入豆腐、虾米、水、盐炖至白菜熟烂，加盐即可。

功效： 白菜清热解毒、除烦。

（3~6 岁）

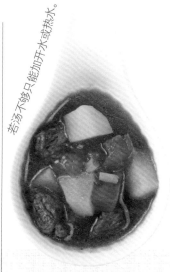

若汤不够只能加开水或热水。

番茄土豆炖牛肉

材料： 牛肉 500 克，番茄、土豆各 100 克，葱段、料酒、盐各适量。

做法： 牛肉、番茄、土豆切块；锅中倒油，放葱段爆香，加牛肉翻炒；加料酒、盐，加足够量水，大火烧开，撇浮沫；转小火炖 1 个小时，倒入番茄块、土豆块，熟透即可。

功效： 番茄能生津止渴、健胃消食、清热解暑。

（3~6 岁）

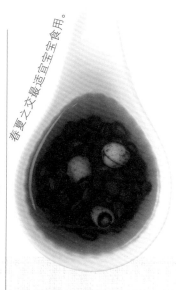

春夏之交最适宜宝宝食用。

红豆莲子羹

材料： 红豆 100 克，莲子 50 克，冰糖适量。

做法： 莲子提前泡 30 分钟，红豆洗净，倒入锅中，倒适量水，煮至红豆熟烂；加入莲子，继续煲 20 分钟，调入冰糖，放凉后即可食用。

功效： 红豆、莲子，均为滋润补益的甜品，具有清心养神、健脾益肾、润肺益气的作用。

（1~6 岁）

轻度铅中毒	中度铅中毒	重度铅中毒
▼ 血铅水平为 200~249 微克 / 升	▼ 血铅水平为 250~449 微克 / 升	▼ 血铅水平等于或高于 450 微克 / 升

铅含量超标

小儿铅含量超标、含量过高的常见表现是面色发黄、生长迟缓、便秘、腹泻、恶心、呕吐、注意力不集中等，其原因主要来自环境污染。

高铅血症：连续两次静脉血铅水平为 100~199 微克 / 升；

铅中毒：连续两次静脉血铅水平等于或高于 200 微克 / 升；并依据血铅水平分为轻、中、重度铅中毒。

妈妈早护理，宝宝不生病

杜绝铅毒来源

杜绝各种铅毒来源，是防止宝宝铅超标最有效的办法。比如不要在汽车来往较多的路旁玩耍，以免吸入过多铅污染的空气；避免使用一些不合格的陶瓷餐具等；家里装修后，空气中含铅量也会较高，注意开窗通风。

养成好习惯

培养宝宝良好的卫生习惯，勤洗手，不吮吸手指，不啃食油漆玩具，不将异物放入口中。

不要吃含铅较重的食物，如松花皮蛋、爆米花等。

饮食结构均衡

饮食结构要合理平衡，饮食中有充足的钙、铁、锌和 B 族维生素、维生素 C。因为体内钙、锌、铁元素丰富，可减少对铅的吸收。

一周食材推荐搭配

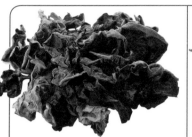

木耳 凉拌
木耳 + 鸡蛋 炒菜
木耳 + 瘦肉 炒菜

周一　　　　　　木耳

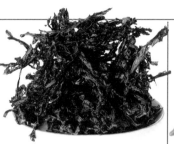

紫菜 + 鸡蛋 煮汤
紫菜 + 瘦肉 + 粳米 煮粥
紫菜 + 黄瓜 + 虾仁 煮汤

周二　　　　　　紫菜

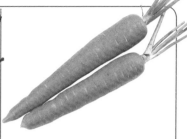

胡萝卜 + 粳米 + 玉米 煮粥
胡萝卜 + 苹果 + 牛奶 榨汁
胡萝卜 + 猪排 炖煮

周三　　　　　　胡萝卜

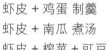

猕猴桃 + 西瓜 榨汁
猕猴桃 + 柠檬 煮熟
猕猴桃 + 草莓 + 火龙果 + 苹果 制成沙拉

周四　　　　　　猕猴桃

虾皮 + 鸡蛋 制羹
虾皮 + 南瓜 煮汤
虾皮 + 榨菜 + 豇豆 炒菜

周五　　　　　　虾皮

宝宝铅超标宜吃食物

宝宝铅超标时，可食用一些具有排铅功能的食物，如海参、海带、海蜇、紫菜、乌龙茶、刺梨、猕猴桃、豆腐、黑枣等。牛奶所含的蛋白质成分，能与体内的铅结合成一种可溶性的化合物，从而阻止人体对铅的吸收，建议让宝宝每天喝上 1~2 杯牛奶。

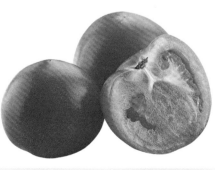

番茄 榨汁
番茄 + 鸡蛋 炒菜
番茄 + 豆腐 炖煮

周六　　　　　　番茄

油菜 + 粳米 煮粥
油菜 清炒
油菜 + 豆腐 炖煮

周日　　　　　　油菜

这样吃！宝宝铅含量减得快

孩子铅含量超标时，应避免高铅饮食，如松花蛋、爆米花和劣质的罐头饮料，多吃含钙、铁、锌的食物，注意营养平衡。家中少用含铅的厨具、食物容器、油漆、颜料、化妆品、釉彩陶器。经常给孩子清洗玩具，尽量少带孩子到铅污染严重的道路、工厂玩耍。

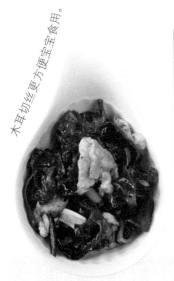

木耳切丝更方便宝宝食用。

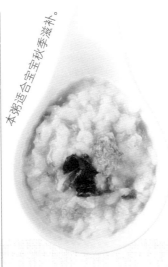

本粥适合宝宝秋季滋补。

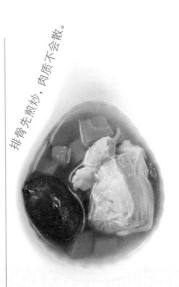

排骨先煎炒，肉质不会散。

木耳炒鸡蛋

材料：鸡蛋1个，木耳25克，葱丝、盐、白糖各适量。

做法：木耳用水泡发，去掉硬根；鸡蛋打散，加入适量水和盐搅匀，锅中热油，下蛋液炒熟盛出；锅中放适量油，下木耳翻炒断生，加葱丝；加鸡蛋、适量白糖，炒匀。

功效：营养丰富，促进排铅。

紫菜肉末粥

材料：紫菜75克，猪肉馅150克，粳米100克，葱花适量。

做法：粳米洗净，浸泡20分钟，大火煮开，改小火熬粥；锅中倒油，炒肉末，盛出，放入粥内同煮；紫菜放入粥内略煮，撒葱花。

功效：紫菜能化痰软坚、清热利水、补肾养心，能促进排铅。

胡萝卜排骨汤

材料：胡萝卜1个，排骨300克，葱段、姜片、红枣、盐各适量。

做法：排骨洗净，胡萝卜切块，小葱挽结；排骨焯去血水，与姜片、葱段、红枣一起倒入锅中，加足量的水，大火煮开后转小火煲1小时，加胡萝卜再煲30分钟，放适量盐调味即可。

功效：营养丰富，促进排铅。

(3~6岁)　　　(1~6岁)　　　(3~6岁)

这样做：全家都爱吃

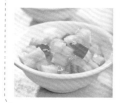

做西瓜汁剩下的西瓜皮不要丢掉，可做一道拌西瓜皮。

瓜皮只留浅绿色部分，切块，放入大碗中加盐拌匀，腌到

有一点变软，用凉白开冲洗一下，再挤去水分，最后加入蒜末、红椒块、盐、酱油、白糖、香油拌匀即可。

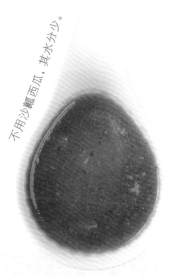

不用沙瓤西瓜，其水分少。

猕猴桃西瓜汁

材料： 猕猴桃 2 个，西瓜 200 克，蜂蜜适量。

做法： 猕猴桃洗净，削皮，切丁，加蜂蜜，放入料理机中打成汁；西瓜挖出瓤，去籽后加蜂蜜一起打成汁；将猕猴桃汁和西瓜汁轮流倒进杯子里，可加点猕猴桃果肉或者西瓜果肉点缀。

功效： 营养丰富，促进排铅。

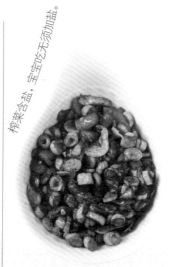

榨菜含盐，宝宝吃无须加盐。

榨菜虾皮煸豇豆

材料： 豇豆 200 克，袋装榨菜丝 1 袋，虾皮 50 克，生抽、香油、姜末、蒜末各适量。

做法： 豇豆洗净，切成小粒；虾皮洗净，榨菜丝水泡一下，有淡淡的咸味即可，切碎；锅内放油，放入榨菜、虾皮、姜末、蒜末炒香；放入豇豆炒断生，加适量生抽，炒至干，淋香油即可。

功效： 有效预防贫血。

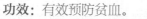

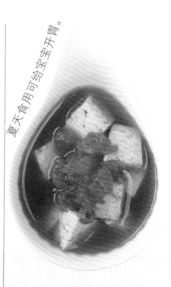

夏天食用可给宝宝开胃。

番茄豆腐汤

材料： 番茄 2 个，豆腐 1 块，盐、生抽、香油各适量。

做法： 番茄洗净，切小块；豆腐切成小块；锅热倒油，放入番茄块，加盐，炒至番茄化成汁。放入豆腐，加开水没过豆腐，炖煮 10 分钟，加点生抽调味，出锅后淋上适量香油即可。

功效： 有生津止渴、健胃消食的作用。

婴幼儿	年长儿童
哭闹不安	腹部疼痛、痉挛等

再发性腹痛

再发性腹痛是指病程超过3个月以上，发作次数至少超过3次的腹痛，严重时可影响患儿正常的活动。常由胃肠异常蠕动、胃肠道痉挛、胃肠道管腔胀气引起，与饮食不当、受凉、精神因素等有关。

肚脐以上疼痛最常见是胃炎，下腹部常见功能性和器质性腹痛，器质性腹痛包括阑尾炎、蛔虫、慢性肠炎等，功能性腹痛包括肠痉挛、胃肠功能紊乱等；还有腹外疾病如癫痫也可引起腹痛。

妈妈早护理，宝宝不生病

注意给餐具消毒

对于人工喂养的宝宝，要注意消毒餐具，最好每日煮沸或蒸汽消毒一次。食品应新鲜、清洁。按时逐步增添辅食，但不宜过早、过多添加淀粉类或脂肪食物，也不宜突然改变食物的品种。

注意清洁卫生

平时要注意宝宝手的清洁卫生，吃东西前要洗手，防止病菌及寄生虫卵从口而入导致疾病。

要保护好宝宝的小肚肚，注意气候变化，及时增减衣服，避免腹部着凉。

热敷宝宝腹部

适当按揉和热敷宝宝腹部，按揉的动作一定要缓慢，力度一定要轻柔。热敷时的水温不能过高，最好是将热水放置在热水袋中，外面再包裹一层毛巾，以防烫伤。适合于功能性腹痛，如果腹痛不缓解或持续加重应及时就医。

一周食材推荐搭配

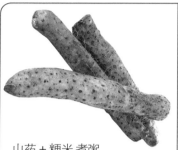

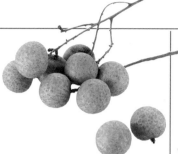

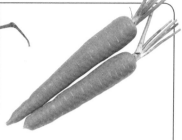

山药 + 粳米 煮粥
山药 + 羊肉 煮汤
山药 + 薏米 + 芡实 煮粥

周一　　　　　　　　山药

桂圆 + 红枣 + 银耳 煮汤
桂圆 + 红枣 + 姜 煮汤
桂圆 + 莲子 + 粳米 煮粥

周二　　　　　　　　桂圆

胡萝卜 + 粳米 煮粥
胡萝卜 + 牛肉 炖煮
胡萝卜 + 姜 + 香菜 煮水

周三　　　　　　　胡萝卜

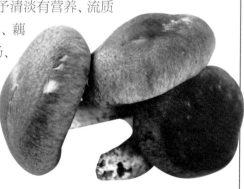

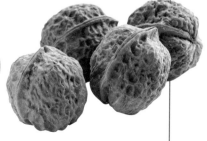

南瓜 + 粳米 煮粥
南瓜 + 奶油 制羹
南瓜 + 蜜枣 蒸煮

周四　　　　　　　　南瓜

苹果 蒸熟
苹果 + 西米 煮粥
苹果 + 面粉 烤制

周五　　　　　　　　苹果

宝宝腹痛宜吃食物

宝宝腹痛时要给予清淡有营养、流质的食物，如米汤、藕粉、蛋花汤、菜汤、面片等。饮食中适当增加瘦肉、鱼、蛋等。

香菇 + 鸡肉 + 粳米 煮粥
香菇 + 豆腐 煮汤
香菇 + 猪肉 炒菜

周六　　　　　　　　香菇

核桃 + 粳米 煮粥
核桃 + 面粉 烤制
核桃 + 红枣 煮汤

周日　　　　　　　　核桃

这样吃！宝宝腹痛好得快

宝宝腹痛期间不要吃不消化、刺激性食物。尽量避免含粗糙纤维食物，暂时不吃牛奶和乳制品。

避免吃剩饭剩菜。剩饭菜在营养价值上已经大打折扣，且越是营养丰富的饭菜，细菌越是容易繁殖，若加热不够，就易引起食物中毒。

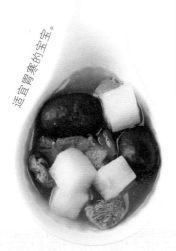

适宜胃寒的宝宝。

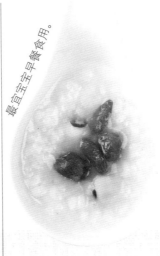

最宜宝宝早餐食用。

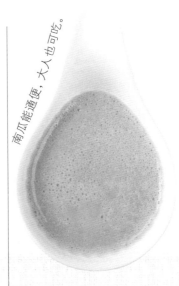

南瓜能通便，大人也可吃。

山药炖羊肉

材料： 山药、羊肉各 200 克，枸杞子、红枣、盐各适量。

做法： 羊肉洗净切块，沸水中焯后沥干；山药削皮，洗净，切小块，把山药和羊肉放入砂锅，加适量水；大火烧沸撇去浮沫，放入枸杞子和红枣，改用小火慢慢炖 2小时，加盐即可。

功效： 温中止痛，健脾开胃。

（3~6岁）

莲子桂圆粥

材料： 莲子、桂圆肉、粳米各 50 克，枸杞子、白糖各适量。

做法： 莲子泡发；桂圆洗净、去壳和核；粳米浸泡15 分钟；粥锅加水，放入粳米和莲子，大火烧开改中小火煮 30 分钟。将桂圆肉、枸杞子倒入粥内，煮 10 分钟，至莲子软烂，加白糖。

功效： 健脾益胃，温中散寒止痛。

（1~3岁）

南瓜奶油羹

材料： 南瓜 200 克，淡奶油 50 克，牛奶 50 毫升，盐适量。

做法： 南瓜洗净，削皮，去瓤，切小块，放入蒸锅，加水蒸 20 分钟；将蒸熟的南瓜、淡奶油、牛奶和少量盐放入料理机中，搅打 1 分钟，倒出即可。

功效： 开胃消食，温中止痛。

（1~3岁）

这样做：全家都爱吃

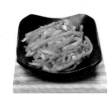

给宝宝做饭剩下的白萝卜可以**生吃**，甜中带辣，也可以和南瓜一起炒着吃，清脆爽口。

白萝卜、南瓜去皮，切成细丝；热锅起油，爆香生姜大蒜，倒入白萝卜丝爆炒；倒入南瓜丝，炒至断生；洒入胡椒粉，撒入盐，炒匀出锅。

加些陈皮，牛肉更易烂熟。

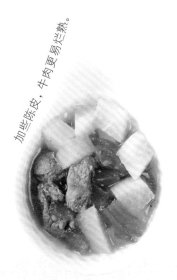

吐司代替面团，制作更简单。

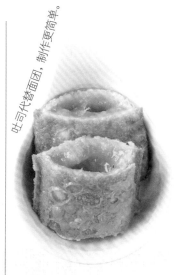

水和米的比例 10：1。

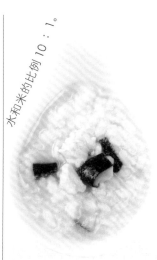

白萝卜煲牛肉

材料： 白萝卜250克，牛肉200克，番茄1个，胡椒粉、盐各适量。

做法： 白萝卜、番茄洗净、切块；牛肉切块，沸水中烫洗净；将白萝卜和牛肉放入砂锅，加适量水，大火煮开，小火煲1小时。加入番茄、胡椒粉和适量盐即可。

功效： 补虚消食，下气止痛。

苹果派

材料： 苹果1个，面粉150克，鸡蛋1个。

做法： 苹果洗净，削皮，切小粒；鸡蛋打散；面粉加水揉面团，擀长方形，低温放置30分钟，擀开，分割成面皮，中间放入苹果粒，包裹起来，刷鸡蛋液，表面划数道口子，放入预热的烤箱中，200℃下烤12分钟即可。

功效： 健脾益胃，缓急止痛。

香菇鸡肉粥

材料： 干香菇20克，粳米100克，鸡肉50克。

做法： 干香菇洗净，泡发；香菇、鸡肉切小丁；粳米洗净，放入锅中，加适量水，大火烧开，小火煮熟；加入香菇和鸡肉，继续煮10分钟即可。

功效： 健胃消食，行气止痛。

（3～6岁）　（1～3岁）　（3～6岁）

婴幼儿	年长儿童
生理性腹泻、过敏等	慢性非特异性腹泻等

小儿腹泻

大便次数增多，每天十至数十次，呈黄色水样或蛋花样，有少量的黏液，同时可伴有发热、呕吐、腹痛等症状。

通常是饮食过多、长期营养不均衡，或致病性大肠杆菌、轮状病毒引起的腹泻，某些疫苗也会引起小儿腹泻。

婴幼儿：生理性腹泻、消化道感染导致吸收不良综合征、牛奶或豆类蛋白过敏。

儿童：慢性非特异性腹泻、继发性双糖酶缺乏、消化道感染导致吸收不良综合征。

妈妈早护理，宝宝不生病

6个月以下

6个月以下的宝宝，如果在纯母乳喂养中，妈妈可继续喂养，为宝宝提供营养，提升抵抗力。值得注意的是，在宝宝腹泻期间，妈妈要尽量减少摄入高蛋白、高脂肪的饮食。

如果是人工喂养，宝宝没有呕吐、腹胀就可以继续喂奶，但可稍微将奶粉冲淡，原来喂多少现在还喂多少就行。一般腹泻时宝宝容易发生乳糖不耐受，如果严重，最好更换无乳糖奶粉，宝宝康复后再转回普通配方奶。

6个月~2岁

6个月以上以辅食为主的宝宝，腹泻期间就不要添加新的辅食种类了。

需要注意的是尽量不要吃过多的蛋白质和脂肪，比如鸡、鸭、鱼、蛋等，让宝宝的小肚子稍微休息一下，因为营养超过宝宝的负荷也会加重腹泻。

可以给宝宝一些新鲜果汁果泥，如苹果泥，因为这些水果含有丰富的钾。特别要注意不能给患儿高糖食物。若给很稀的汤，尽管含有充足的水，但因没有足够的营养，也不利于小儿康复。

2岁以后

已经开始成人饮食的宝宝，饮食提供应清淡、稀软，以利于消化和吸收。也可和较小年龄儿童一样，给宝宝提供苹果泥，其含有果胶和鞣酸，有吸附、收敛、止泻作用。

对于四五岁或学龄儿童来说，患痢疾或各种细菌性肠炎的可能性多。要及时带宝宝去就诊，尤其是当小儿出现腹泻次数太多，严重口渴，伴有发热，不能正常进食和饮水，在家中治疗未见任何好转时一定要带孩子去医院就诊。

一周食材推荐搭配

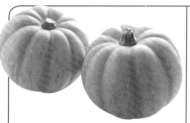

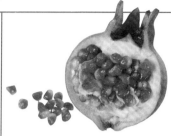

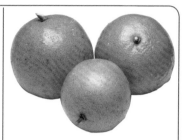

南瓜 + 粳米 煮米汤

南瓜 + 粳米 + 青豆 蒸饭

南瓜 + 小米 煮粥

周一　　　　　　　　南瓜

石榴 榨汁

石榴 + 草莓 榨汁

石榴 + 猕猴桃 + 酸奶 拌沙拉

周二　　　　　　　　石榴

橘子 + 温开水 榨汁

橘子 + 苹果 榨汁

橘子 + 冰糖 + 水 炖熟

周三　　　　　　　　橘子

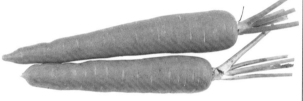

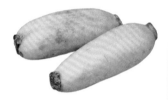

胡萝卜泥 蒸熟碾泥，适合婴幼儿

胡萝卜 + 虾皮 + 面条 煮面

黄瓜 + 胡萝卜 + 面粉 做成软煎饼

周四　　　　　　　　胡萝卜

莲藕 + 玉米 + 胡萝卜 蒸熟

莲藕 + 粳米 煮粥

莲藕 + 瘦肉 炒菜

周五　　　　　　　　莲藕

宝宝腹泻宜吃食物

宝宝腹泻时要给予清淡的食物，从流食到半固态，逐渐恢复正常饮食，以粥和面食为主，尽量少吃富含膳食纤维的蔬果，可以多食用含有果胶的蔬果，如苹果、橘子、胡萝卜、南瓜等，有收涩作用，莲藕中含有的鞣质也有止泻的作用。

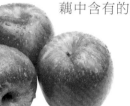

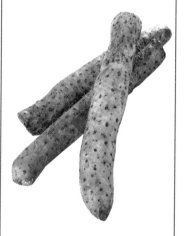

苹果泥 蒸熟碾泥，适合婴幼儿

苹果 + 红薯 + 粳米 煮粥

苹果 + 豆腐 + 杏仁 炖菜

周六　　　　　　　　苹果

山药 蒸熟碾泥，适合婴幼儿

山药 + 红枣 蒸熟，去皮，碾泥

山药 + 百合 炒菜

周日　　　　　　　　山药

这样吃！宝宝腹泻好得快

宝宝腹泻期间，不能食用生冷食物，如凉茶、凉菜等；不能吃刺激性食物，如辣椒、蒜等；不能吃过于油腻的食物，如肥肉等；像香蕉、桃等润肠通便的食物也不要给宝宝吃；若腹泻严重，也要停止喂给宝宝鸡蛋等高蛋白食物。

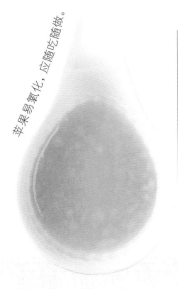

苹果易氧化，应随吃随做。

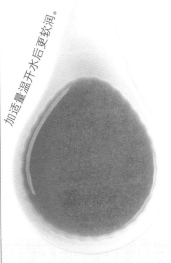

加适量温开水后更软润。

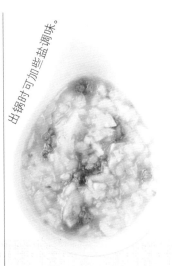

出锅时可加些盐调味。

苹果泥

材料：苹果 1 个。

做法：苹果去皮，去核，切成小块，放入蒸锅，大火 20 分钟蒸熟，用小勺压成泥，加入适量温开水搅匀，即可给宝宝食用。

功效：苹果中有果胶，对于宝宝轻度腹泻有效，尤其是由于积食引起的腹泻。可用小勺刮着吃或用料理机打成泥食用，也有预防作用。

胡萝卜泥

材料：胡萝卜 1 根。

做法：胡萝卜洗净，去皮，将有坑洼的地方处理干净，切成小块，放入蒸锅，大火 20 分钟蒸熟，加稍微多一点温开水搅拌成泥。

功效：胡萝卜中含果胶，能缓解轻度腹泻，宝宝脾胃发育还不健全，可食用胡萝卜泥。也可以加入米糊中搅匀给宝宝食用。

鸡肝粥

材料：鸡肝 1 个，粳米 25 克，葱末、姜末各适量。

做法：鸡肝用流动水洗净，用水浸泡，然后放入冷水锅，加葱末、姜末煮熟，用小勺压成泥。粳米煮成粥，放入鸡肝泥略煮即可。

功效：补充腹泻导致的营养流失。鸡肝中含有丰富的蛋白质、钙、磷、铁以及维生素等，营养全面。

(6个月 ~2岁)　　(6个月 ~2岁)　　(6个月 ~2岁)

🎛 这样做：全家都爱吃

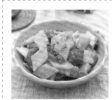

给宝宝做饭时，有的食材只用一点儿，会剩下一些，我们可以用这些食材做一道全家都能吃的番茄炒山药。

番茄切块，山药切片；热锅倒油，爆香葱花，倒入番茄炒出汤，倒山药片，大火炒匀转小火炖 10 分钟，加盐。

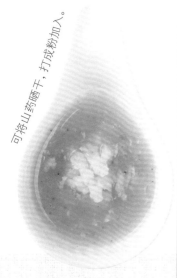

可将山药晒干，打成粉加入。

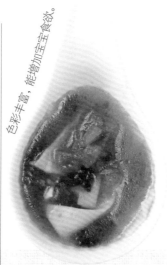

色彩丰富，能增加宝宝食欲。

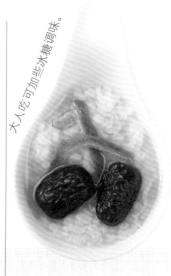

大人吃可加些冰糖调味。

山药藕粉糊糊

材料： 山药 1 小段，藕粉 25 克，牛奶 10 毫升。

做法： 山药去皮，切成小块，上蒸锅大火蒸至筷子能轻松插入，加入牛奶后用小勺压成泥。藕粉加入适量温开水搅匀，再倒入开水冲成糊，加入山药泥搅匀即可。

功效： 山药和莲藕都有调理肠胃的作用，能清热止泻。

番茄菠菜面片

材料： 番茄半个，菠菜 3 根，面片 50 克。

做法： 番茄切成丁，菠菜洗净，用水焯一下，切碎；锅中放适量橄榄油，下番茄炒出汤，加水煮沸，再倒入菠菜和面片，煮至面片软烂即可。

功效： 营养全面，促进宝宝发育。也可以在里面加入适量虾泥，既美味又补钙。

陈皮红枣粥

材料： 陈皮 5 克，红枣 2 颗，粳米 50 克。

做法： 粳米洗净，陈皮洗净，用水煎煮，取汁液，在汁液中加入红枣和粳米煮成稀粥即可。

功效： 能改善消化不良、呕吐腹泻，对寒湿引起的腹泻有效。可作为全家人的早晚餐食用。

▶（1 岁以后）　▶（1 岁以后）　▶（2 岁以后）

支气管炎	喘息性支气管炎
▼ 发热，咳嗽，呼吸急促等	▼ 除通常症状外，有哮鸣音

支气管肺炎

支气管肺炎又称小叶肺炎，多见2岁以下孩子，表现为长期、反复、逐渐加重咳嗽，尤以清晨起床前后最明显，白天咳嗽较少。寒冷季节或气温骤变时，易发生反复呼吸道感染。喘息性支气管炎发作时，可听到广泛哮鸣音。

宝宝通常出现发热。

频繁咳嗽，早期为刺激性干咳，恢复期咳嗽有痰。

呼吸急促，多在发热、咳嗽后出现精神不振、食欲减退、烦躁不安，轻度腹泻或呕吐。

妈妈早护理，宝宝不生病

卧床休息

宝宝患支气管肺炎期间，要适当卧床休息，保持稳定的情绪，避免增加氧耗量。

使室内空气流通新鲜，保持一定湿度，控制和消除各种有害气体和烟尘。

少量多餐

饮食要少量多餐，要选择有营养又容易消化的食物，如牛奶、米汤、果汁，两餐间要给宝宝多喂一些水。注意宝宝咳嗽时不要喂食喂药，避免将食物、药物吸入气管。吃东西后，要让宝宝侧卧，以防呕吐时将胃内食物呛入气管，发生意外。

保持呼吸道顺畅

保持呼吸道通畅，及时把鼻腔分泌物清除干净，帮助宝宝咳痰，常变换体位，减少肺淤血，以利炎症吸收及痰液的排出。拍背，促使痰液排出，让患儿侧卧，或抱起侧卧，家长五指微屈掌心中空，轻拍宝宝背部。右侧位拍左背部，左侧位拍右背部，从上而下、由内向外依次进行。每侧拍两三分钟，每日两三次。若体温下降后再次上升，突然发生无原因哭闹、面色苍白、呼吸困难，需立即前去医院就诊，以免延误病情。

一周食材推荐搭配

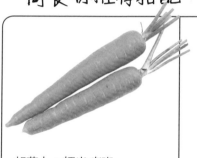

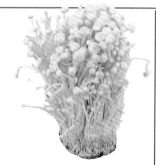

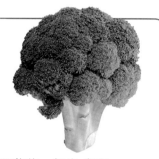

胡萝卜 + 粳米 煮粥

胡萝卜 + 鸡蛋 炒菜

胡萝卜 + 排骨 煮汤

周一 　　　　　　胡萝卜

金针菇 凉拌

金针菇 + 牛肉 炒菜

周二 　　　　　　金针菇

西蓝花 + 粳米 煮粥

西蓝花 + 奶油 炖煮

西蓝花 + 虾仁 炒菜

周三 　　　　　　西蓝花

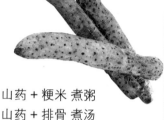

豆腐 + 番茄 炒菜

豆腐 + 瘦肉 炒菜

周四 　　　　　　豆腐

山药 + 粳米 煮粥

山药 + 排骨 煮汤

山药 + 木耳 + 瘦肉 炒菜

周五 　　　　　　山药

宝宝支气管肺炎宜吃食物

宝宝感冒时注意食物宜清淡，多选具有清痰、去火、通便等功能的食材，如胡萝卜、冬瓜、菠菜等；多吃含有优质蛋白的大豆及豆制品，可补充支气管肺炎对机体造成的营养损耗。如果咳嗽日久不愈，耗伤正气，可选用具有健脾、益肺的食物，如雪梨、百合、红枣、莲子、杏仁、核桃、蜂蜜等，有助于增强体质，改善症状。

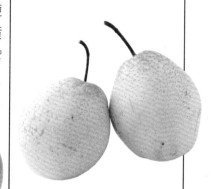

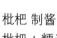

枇杷 制酱

枇杷 + 粳米 + 小米 煮粥

枇杷 + 银耳 煮汤

周六 　　　　　　枇杷

雪梨 + 粳米 煮粥

雪梨 + 川贝 煮水

雪梨 + 莲子 + 银耳 煮水

周日 　　　　　　雪梨

这样吃！宝宝支气管肺炎好得快

孩子患支气管肺炎期间，忌食海腥油腻之品，因"鱼生火、肉生痰"，故应少吃黄鱼、带鱼、虾、蟹、肥肉等，以免助火生痰。不吃刺激性食物，如辣椒、胡椒、蒜、葱、韭菜等辛辣之物，避免刺激呼吸道使症状加重；菜肴调味也不宜过咸、过甜，冷热要适度。

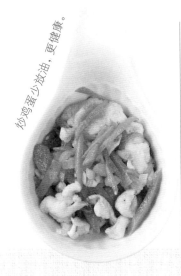

炒鸡蛋少放油，更健康。

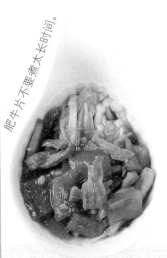

肥牛片不要煮太长时间。

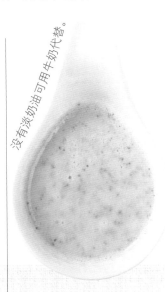

没有淡奶油可用牛奶代替。

胡萝卜炒鸡蛋

材料： 胡萝卜1根，鸡蛋2个，盐适量。

做法： 胡萝卜切丝，鸡蛋打散后加盐；锅里放油，胡萝卜下锅炒，变成胡萝卜油，沥油，油待用；锅中加一半胡萝卜油，放鸡蛋，倒胡萝卜拌炒，出锅后，淋上剩下的胡萝卜油。

功效： 胡萝卜营养丰富，可增强宝宝的抵抗力。

（3~6岁）

牛肉金针菇

材料： 金针菇、牛肉片各50克，青椒半个，高汤、料酒、鱼露、醋各适量。

做法： 金针菇洗净，切根，焯烫后捞起；锅里热油，爆香青椒；倒高汤，调醋、料酒、鱼露，大火煮开，放牛肉片煮至变色捞出，倒在金针菇上。

功效： 金针菇菌丝体、子实体中的有效成分能抗菌消炎。

（3~6岁）

西蓝花奶油浓汤

材料： 西蓝花200克，淡奶油100克，黄油50克。

做法： 西蓝花切小块；将黄油放锅中溶化，放入西蓝花，翻炒出香味。将鲜奶油和西蓝花放入料理机中，打成糊状；将打好的西蓝花奶油糊倒锅里煮开，加盐。

功效： 西蓝花营养丰富，能促进新陈代谢，提高宝宝的免疫功能。

（1~3岁）

🎬 这样做：全家都爱吃

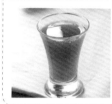

枇杷多买一些，除了给宝宝煮汤外，还能做成枇杷果汁，也是一种独特的享受。

枇杷洗净，去皮，去核，将果肉切成小块，再将切好的枇杷与糖水一起放入搅拌机中搅拌均匀即可。

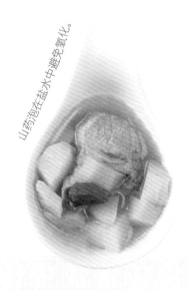

山药泡在盐水中避免氧化。

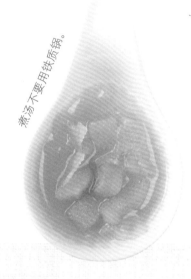

煮汤不要用铁质锅。

山药排骨汤

材料：山药 200 克，排骨 400 克，枸杞子、姜片、盐各适量。

做法：山药削皮，切块；排骨切块，锅中倒水，大火烧开，下排骨汆烫后捞出；将排骨、山药、枸杞子、姜片放入汤煲，加水，大火烧开调小火熬 2 个小时，加盐调味。

功效：助消化，敛虚汗，适合宝宝炎症后期恢复之用。

枇杷银耳汤

材料：枇杷 150 克，银耳 10 克，白糖适量。

做法：银耳冷水泡发，撕成小朵，放入碗内加少量水，上笼蒸 1 小时左右；枇杷洗净，去皮、核，切成小块；锅中加适量水，烧开，先下蒸好的银耳，烧沸后再放入枇杷和白糖，再煮 5 分钟。

功效：滋阴润燥、止咳，适合宝宝炎症后期缓解咳嗽之用。

轻度肥胖	中度肥胖	重度肥胖
▼ 超过 20%~29%	▼ 超过 30%~49%	▼ 超过 50%

小儿肥胖

小儿肥胖症是指小儿体内脂肪积聚过多，体重超过按身高计算的平均标准体重的 20%，或者超过按年龄计算的平均标准体重加上两个标准差以上时，即为肥胖症，临床多见单纯由于饮食过多所引起的肥胖。

轻度肥胖：超过标准体重 20%~29%，

中度肥胖：超过标准体重 30%~49%，

重度肥胖：超过标准体重 50%。

妈妈早护理，宝宝不生病

婴幼儿

对于婴幼儿，出生后前 4 个月不添加固体食物。每月测量并记录体重，如果发现宝宝体重增长过速，要少给、晚给固体食物，尤其是谷类，代之以水果和蔬菜。

学龄儿童和青少年

对学龄儿童和青春期少年，胖孩子自我意识和自我控制能力逐渐完善，加强营养教育和健康教育十分重要，宣传营养知识，引导正确的食物选择，鼓励多吃水果和蔬菜，去除或减少饮食中多脂、含糖的食物成分。每天进行至少 30 分钟的中等强度的体育运动或体力活动。

已经肥胖和潜在肥胖儿童

对已经肥胖和潜在肥胖的孩子要进行综合性干预措施，包括饮食调整、运动处方，但不主张采取饥饿、手术、物理疗法及短期快速减重。

一周食材推荐搭配

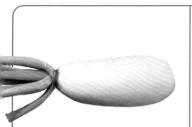

白萝卜 清炒
白萝卜＋粳米 煮粥
白萝卜＋瘦肉 煮汤

周一　　　　　　白萝卜

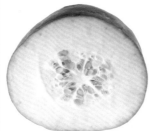

冬瓜＋粳米 煮粥
冬瓜＋虾皮 炒菜
冬瓜＋排骨 煮汤

周二　　　　　　冬瓜

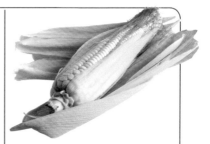

玉米＋燕麦 煮粥
玉米＋海带＋排骨 煮汤
玉米＋松仁＋胡萝卜 炒菜

周三　　　　　　玉米

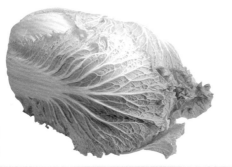

白菜 清炒
白菜＋豆腐 煮汤
白菜＋猪肉 炒菜

周四　　　　　　白菜

南瓜 蒸食
南瓜＋粳米 煮粥
南瓜＋虾仁 炒菜

周五　　　　　　南瓜

宝宝肥胖宜吃食物

孩子肥胖时要减少各种高脂高热量的食物，如煎炸食物、奶油蛋糕、甜品与汽水等。增加高蛋白和纤维丰富的食物。高蛋白食物有豆类、蛋、奶、鱼、瘦肉等，而纤维丰富的食物有新鲜水果与蔬菜。

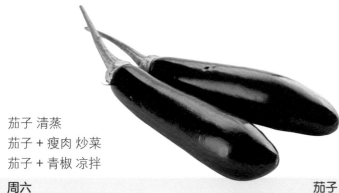

茄子 清蒸
茄子＋瘦肉 炒菜
茄子＋青椒 凉拌

周六　　　　　　茄子

番茄 凉拌
番茄＋鸡蛋 炒菜
番茄＋牛肉 炖煮

周日　　　　　　番茄

这样吃！宝宝体重减得快

孩子在减肥期间，不要吃脂肪过于高的食物，如奶酪、巧克力等，尽量避免油炸、煎等需要用到大量食用油的方式，应选用煮或蒸。不要食用碳水化合物过高的食物，如糖果、糕点等甜食，因为过多的碳水化合物容易转化为脂肪。

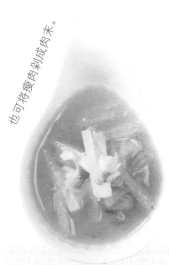

也可将瘦肉剁成肉末。

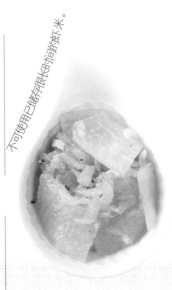

不可使用已储存很长时间的虾米。

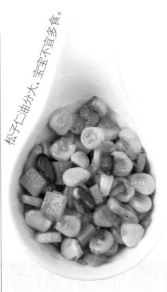

松子仁油分大，宝宝不宜多食。

白萝卜肉丝汤

材料： 白萝卜200克，瘦肉100克，料酒、盐各适量。

做法： 白萝卜、瘦肉洗净，切丝。热锅倒油，放肉丝炒香，加料酒。倒水大火煮开后，撇浮沫，加盐，放白萝卜丝中火炖5分钟。白萝卜丝炖烂后出锅。

功效： 下气消食，除痰润肺，促进胃肠蠕动，减少食物在体内存留时间，能减肥。

冬瓜炒虾皮

材料： 冬瓜300克，虾皮60克，葱末、姜末、蒜末、盐各适量。

做法： 冬瓜洗净，去皮切片；虾皮洗净；油锅烧热，放葱末、姜末、蒜末炒香；将冬瓜片倒入锅中煸炒，加小半碗水，加适量盐，大火烧冬瓜微烂后倒入虾皮，炒匀。

功效： 冬瓜肉质细嫩，味道鲜美，清爽可口，有减肥功效。

松仁玉米

材料： 玉米粒200克，松子仁50克，胡萝卜1根，盐、白糖、牛奶各适量。

做法： 胡萝卜切块；锅里加适量油，小火炒至松子仁变黄，放凉；油烧至七成热，倒玉米粒、胡萝卜炒1分钟，加盐和白糖，倒3汤匙牛奶搅匀，收汤汁时，放松子仁。

功效： 玉米能降低血清胆固醇，起到减肥作用。

这样做：全家都爱吃

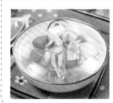

冬瓜玉米汤：瘦肉切片，放入热水中汆烫一下；玉米、胡萝卜切块；冬瓜去皮和瓤，洗净，切块；炖锅烧开水，放入胡萝卜块、冬瓜块、玉米块、瘦肉片和姜片，煲至水沸转小火煲半小时，下入盐调味即可。

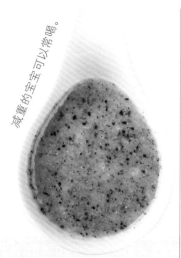

减重的宝宝可以常喝。

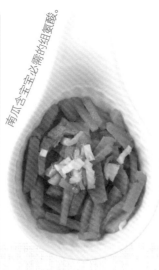

南瓜含宝宝必需的组氨酸。

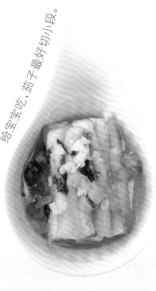

给宝宝吃，茄子最好切小段。

火龙果汁

材料：火龙果 1 个，蜂蜜适量。

做法：火龙果去皮，切块；将切好的火龙果肉放入搅拌容器内；加入适量蜂蜜和水，搅拌成果汁即可。

功效：营养丰富，预防贫血。

凉拌南瓜丝

材料：南瓜 300 克，醋、白糖、葱末、姜末各适量。

做法：南瓜去皮擦丝；锅中倒水，加热至沸腾；放南瓜丝，在开水中稍烫 10 秒钟。过凉水，沥干，加醋、白糖，放葱末、姜末，淋上烧热的葱油，拌匀装盘即可。

功效：南瓜含有淀粉、蛋白质、胡萝卜素、B 族维生素、维生素 C 等，能利尿减肥。

蒜蓉蒸茄子

材料：茄子 2 个，蒜蓉、姜末、生抽、白糖、盐、葱花各适量。

做法：茄子去皮，切长条，放在盘里，上蒸锅隔水蒸 15 分钟；炒锅中倒适量油，将蒜蓉、姜末放入锅中翻炒，变色后加生抽、白糖、盐、葱花，浇在茄子上，搅匀。

功效：茄子热量低且营养丰富，有助于减肥。

(1~6 岁)　　　(3~6 岁)　　　(3~6 岁)

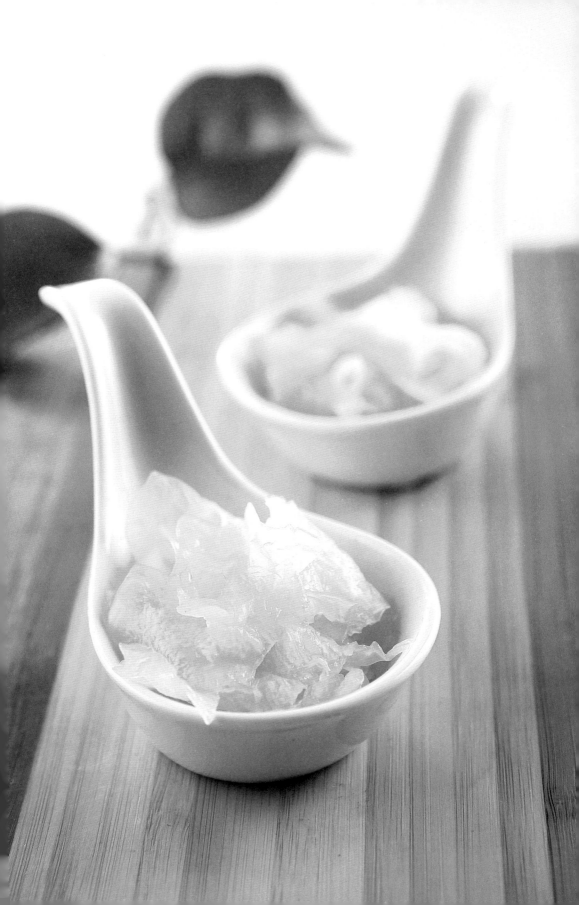

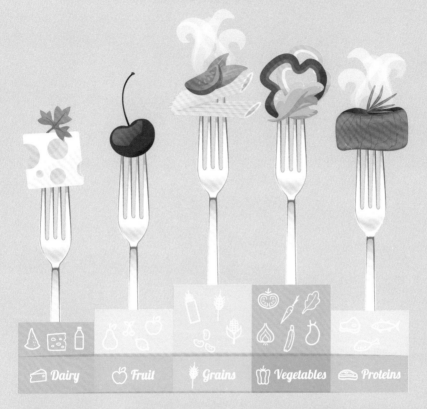

Dairy　Fruit　Grains　Vegetables　Proteins

第六章　四季食疗，宝宝远离"季节病"

中医认为，春季养肝，夏季养心，秋季养肺，冬季养肾。以此为基础，结合每个季节的特点和多发疾病，应该在不同季节给宝宝做相应的疾病防护，通过食疗，不仅能预防疾病，还能给宝宝调节体质，提升抵抗力，让季节高发病远离宝宝。

春季少酸多甘，增强免疫力

春天多风，天气干燥，且气温在不断地回升，易发生"春季综合征"，如嘴唇干裂、口角炎、齿龈出血、皮肤干燥发痒等情况。另外，春季气温多变，且多梅雨天气，是传染性疾病和一些慢性病的高发期之一，如猩红热、麻疹、水痘、流行性腮腺炎等呼吸系统的传染病，还有哮喘等慢性疾病也会因气候的变化而复发、加重或恶化。

春季气候多变，宝宝容易生病

"春主生"，天气由寒转暖，此时柳丝吐绿，春花萌芽，自然界阳气开始升发。春天是宝宝们长身体的最佳时间。但是春天气候多变，多风、多雨水，会直接影响人体的防御功能，尤其是婴幼儿机体的免疫功能尚未发育完善，故受影响较大。免疫力低下时，病原体就会乘虚而入。

妈妈早护理，宝宝不生病

户外锻炼，增强体质

春季孩子如果长期不接触外界空气的刺激，就不能得到很好的耐寒锻炼。因此孩子对病原菌的抵抗力就相对较差，只要接触到感冒的病人，就很容易患上疾病。因此春天应该坚持让宝宝到户外运动，如果天气比较寒冷，可以让孩子待在阳光比较充足并且风力比较小的地方，每天坚持让孩子在户外待上半个小时到1个小时，这样能更好地增强孩子的体质。

饮食少酸多甘

春季饮食应重在健脾养肝，特别注意孩子的消化和情绪情况。唐代名医孙思邈，被后世尊为"药王"，他曾为春季的饮食定了一个"春日宜省酸增甘"的原则，认为春天肝气当令，酸味食物能增强肝气，吃酸味食物太多，则肝气更亢奋，影响脾胃的消化功能，所以主张春天应少酸多甜，不宜吃山楂、柠檬、乌梅，可以多吃些红枣、山药、枸杞子等健脾养肝的食物。

定期通风，注意环境卫生

春季气温回升，各种病原微生物容易滋生繁殖，应大力改善居室环境。室内外要经常打扫，保持环境的清洁卫生。另外，还可以通过养绿植来美化、净化室内外环境。定期开窗通风，保持室内光照充足，空气清新。

一周食材推荐搭配

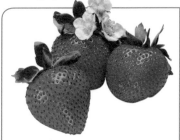

草莓 + 山楂 + 水 煎汤
草莓 + 红枣 + 糯米 煮粥
草莓 + 温开水 榨汁过滤加水

周一　　　　草莓

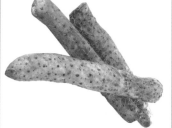

山药 + 粳米 煮粥
山药 + 白糖 蒸熟碾泥
山药 + 莲子 + 薏米 煎水

周二　　　　山药

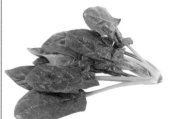

菠菜 + 银耳 熬水
菠菜 + 黑芝麻 凉拌
菠菜 + 水 榨汁

周三　　　　菠菜

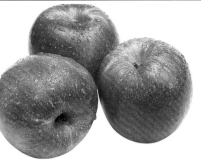

苹果 蒸熟碾泥，
可作为辅食
苹果 + 银耳 熬水
苹果 + 燕麦 + 粳米 煮粥

周四　　　　苹果

韭菜 + 粳米 煮粥
韭菜 + 鸡蛋 + 面粉 做成软煎饼
韭菜 + 虾仁 炒菜

周五　　　　韭菜

宝宝春季宜吃食物

寒冷的冬季刚刚过去，春季是改善宝宝体质的好时候。古人认为春应养肝，应多吃养肝食物，像草莓，既是"养肝高手"，又能去肝火。同时也要注意，最好给宝宝食用应季食物。

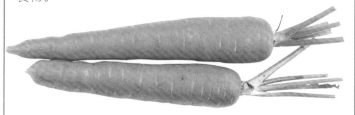

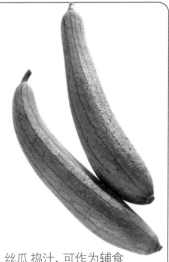

胡萝卜 榨汁过滤，加温开水和冰糖，可作为辅食
胡萝卜 + 粳米 煮粥
胡萝卜 + 黄瓜 + 面粉 做成软煎饼

周六　　　　胡萝卜

丝瓜 捣汁，可作为辅食
丝瓜 + 蜂蜜 榨汁
丝瓜 + 鸡蛋 炒菜

周日　　　　丝瓜

这样吃！宝宝春季不生病

春季要"少酸多甘"，因此不宜给孩子吃山楂、柠檬、乌梅等味道酸的食物。

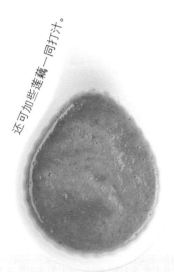

还可加些莲藕一同打汁。

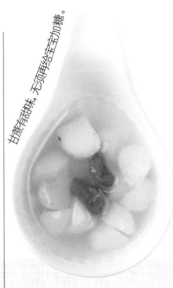

甘蔗有甜味，无须再给宝加糖。

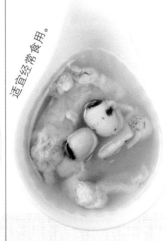

适宜经常食用。

胡萝卜荸荠饮

材料： 胡萝卜、荸荠各200克。

做法： 将胡萝卜、荸荠洗净切成小块，放入榨汁机中，加适量水榨取汁，用纱布过滤即可。

功效： 扶正健脾，益气养阴。适用于小儿脾虚泄泻、脘腹胀满、咳嗽痰多等症。

甘蔗荸荠饮

材料： 荸荠200克，甘蔗500克，枸杞子适量。

做法： 荸荠、甘蔗分别洗净，切块；荸荠削皮，甘蔗连皮去节，一同放入锅中，加适量水和枸杞子煎煮30分钟后去渣留汁，即可饮用。

功效： 清热解毒、生津止渴。适于小儿热病后期、余热未尽，津液所耗引起的口干舌燥症。

百合莲子羹

材料： 去心莲子、百合各15克，鸡蛋1个，白糖适量。

做法： 将莲子与百合一同放在砂锅里，加适量水，小火煮到莲子肉烂，再打入鸡蛋，放白糖。

功效： 补益脾胃、润肺、宁心安神。适用于小儿夜啼、睡眠不安、咳嗽等症。

(6个月~2岁)　　　(6个月~2岁)　　　(2~6岁)

这样做：全家都爱吃

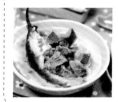

宝宝食量小，在做鲫鱼和羊肝时，可能会剩下一些。这时可以做道鲫鱼羊肝汤。

羊肝洗净切小块，浸泡2小时，勤换血水，煮开后撇去浮沫，小火煮30分钟，加入用油煎过的鲫鱼，煮至鲫鱼熟，加适量盐即可。

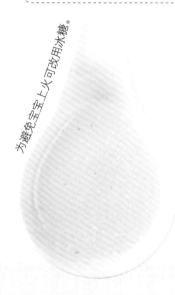

为避免宝宝上火可改用冰糖。

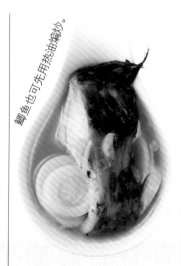

鲫鱼也可先用热油煎炒。

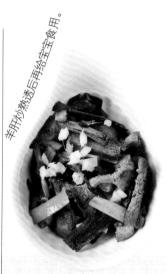

羊肝炒熟透后再给宝宝食用。

蒜汁白糖饮

材料： 蒜10瓣（约50克），白糖50克。

做法： 将蒜去皮，洗净并捣成蒜泥，用凉开水泡一夜，然后去渣留汁，加入白糖搅匀即可。

功效： 杀菌消肿、润肺止咳。适用于风寒感冒、泄泻等症。

竹笋鲫鱼汤

材料： 鲜竹笋40克，鲫鱼300克，盐适量。

做法： 鲫鱼去鳞、鳃及内脏后洗净，竹笋洗净后切成小片；将鲫鱼和竹笋一同置于锅中，加入适量水炖成汤，再加入适量盐调味即可。

功效： 和胃补肾，消食化痰，解毒透疹。适用于小儿麻疹初起、咳嗽痰多等症。

韭菜炒羊肝

材料： 韭菜100克，羊肝120克，姜末、葱末、酱油、盐各适量。

做法： 韭菜洗净，切成段；羊肝洗净，去筋膜，切片；锅中倒适量油，油热后下葱末、姜末，加入羊肝片略炒，再加入韭菜和酱油，用大火急炒至熟透，加盐即可。

功效： 益肝温肾，养血明目。

（2~6岁）　　（6岁以后）　　（6岁以后）

夏季饮食清爽而不寒，轻松避暑

夏季不仅气温高而且雨水多、湿度大，最为潮湿闷热，呈现出湿热交蒸的气候特点。因此，在夏季人们容易感受暑湿之邪而犯病，如中暑、感冒、呕吐、腹泻等疾病。所以，妈妈一定要把握好孩子的饮食。

夏季天气潮湿闷热，宝宝易患病

"夏主长"。《黄帝内经》曰："夏三月，此谓蕃秀，天地气交，万物华实。"意思是说在夏天的这三个月中，阳气下济，地热上蒸，天地之气充分交合，是自然界万物生长最茂盛、最华美的季节。因此夏天可以适当晚睡而早起，积极地参加户外活动，不要长时间待在房屋里。

妈妈早护理，宝宝不生病

饮食宜清凉、爽口

由于人们在夏季胃酸分泌减少，出汗多，因而常出现消化功能减弱，食欲缺乏等现象，故妈妈们应给宝宝准备些清淡、爽口、易消化的食物，如豆制品，鱼，蛋，奶，新鲜蔬菜、瓜果等。清淡的饮食不仅能清热、防暑、补液、敛汗，还能增进食欲。

注意宝宝的饮食卫生。夏季气温较高，细菌容易滋生，因此宝宝最好吃熟食或洗干净的瓜果，不吃冷冻生冷的食物，不吃剩饭、剩菜。

适当运动，宣畅情志

暑热的天气容易使人烦躁，所以要注意养性，避免心急燥热。通过运动发汗等方式把体内的郁闷宣泄出去，使身体顺应夏季宣发生长的状态。通过户外活动提高身体对暑热的耐受性。

多给宝宝喝白开水

夏季儿童出汗较多，体内的水分丢失也多，因此需注意及时补充水分，以满足机体代谢的需要。一般当宝宝出现口渴时，体内的细胞已经有脱水的现象了，此时饮水应切忌一次大量进水，这样不但会冲淡胃酸，同时也不利于杀菌和消化食物。应给宝宝以少量多次饮水，以温开水或自制果汁为佳，尽量少喝碳酸饮料。

一周食材推荐搭配

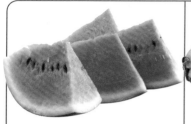

西瓜 榨汁过滤，可作为辅食
西瓜 + 红豆 + 绿豆 煎汤
西瓜 + 莲藕 榨汁过滤

周一　　　　　　　　　　西瓜

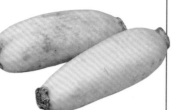

莲藕 榨汁过滤，可作为辅食
莲藕 + 生姜 榨汁过滤
莲藕 + 荷兰豆 + 猪腰 炒菜

周二　　　　　　　　　　莲藕

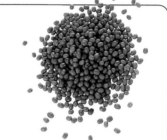

绿豆 + 红糖 煮水
绿豆 + 粳米 + 小米 煮粥

周三　　　　　　　　　　绿豆

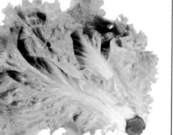

生菜 + 苹果 榨汁过
滤，可作为辅食
生菜 + 豆腐 做汤
生菜 + 蒜 凉拌

周四　　　　　　　　　　生菜

芒果 榨汁过滤，可作为辅食
芒果 + 生姜 + 红茶 煎汤

周五　　　　　　　　　　芒果

宝宝夏季宜吃食物

夏季暑热，湿气也比较重，可以适量给宝宝吃一些西瓜、薏米、冬瓜这样的利水除湿食物，莲藕能清热凉血，绿豆能消暑，都是夏季的好食材。但要注意，平时脾胃较弱的宝宝要少吃性寒凉的食物。

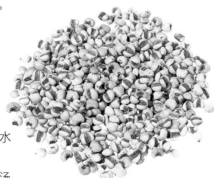

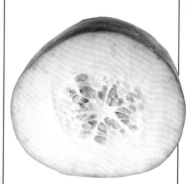

薏米 + 雪梨 + 红豆 煮水
薏米 + 粳米 煮粥
薏米 + 冬瓜 + 排骨 煮汤

周六　　　　　　　　　　薏米

冬瓜 煮水
冬瓜 + 萝卜 煮水
冬瓜 + 芦笋 炒菜

周日　　　　　　　　　　冬瓜

这样吃！宝宝夏季不生病

如果经常给宝宝吃冷饮、冷食，宝宝肠道会因受冷刺激，蠕动加快，使食物在小肠内停留的时间缩短，从而影响孩子对食物中营养成分的吸收。同时，由于寒凉伤脾，从而引起消化不良、食欲减退、腹痛、腹泻及咳嗽等症状，甚至诱发扁桃体炎。

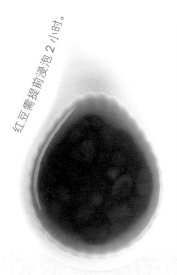

红豆需提前浸泡 2 小时。

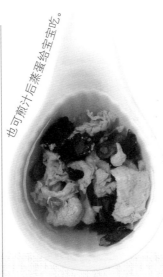

也可煎汁后蒸蛋给宝宝吃。

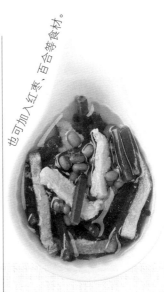

也可加入红枣、百合等食材。

红豆汤

材料： 红豆 100 克，红糖适量。

做法： 将红豆洗净，加适量水煎汤，汤成后加红糖，根据孩子大小确定喂食量；给婴幼儿食用，要提前过滤，去掉豆渣方可。

功效： 清热解毒，消肿利湿。

苏叶藿香鸡蛋羹

材料： 鸡蛋 2 个，藿香叶 30 克，苏叶 20 克，盐适量。

做法： 藿香叶、苏叶洗净，切碎；将二味中药一同放入砂锅中，加适量盐和适量水，大火煮沸，小火煮 5 分钟，倒入鸡蛋，打成蛋花即可。

功效： 祛暑解表，化湿和中。适用于小儿暑湿感冒，恶寒发热。

绿豆海带陈皮汤

材料： 绿豆 35 克，陈皮 6 克，海带 50 克，猪瘦肉 150 克，盐适量。

做法： 海带切丝，开水烫后捞出；绿豆洗净，陈皮泡软；猪瘦肉焯烫，去浮沫，将材料放锅中，加水，大火煮沸后小火煲 2 小时，加盐。

功效： 清热解毒，消暑降火。适用于小儿身起皮疹、小便短赤或暑热烦渴等症。

（6个月 ~ 2岁）　　　　（1~2岁）　　　　（2~6岁）

😎 这样做：全家都爱吃

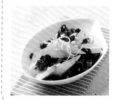

海带洗净，切丝；嫩芹菜洗净，切长条；木耳用水浸泡，泡发后沸水煮2分钟后捞出切丝，将海带丝、木耳丝和嫩芹菜条放入碗中，放盐、醋、白糖和香油拌匀即可。芹菜有降血压、降胆固醇的效果，木耳活血化瘀，海带降血脂。

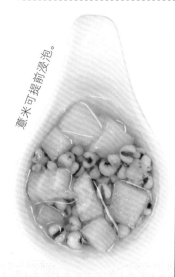

薏米可提前浸泡。

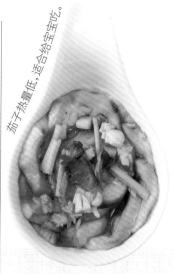

茄子热量低，适合给宝宝吃。

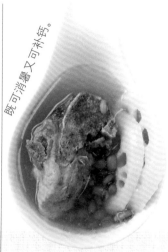

既可消暑又可补钙。

冬瓜薏米饮

材料：冬瓜150克，薏米100克，冰糖适量。

做法：冬瓜削皮去瓤，洗净切片，薏米淘洗干净，锅置火上，倒入水，薏米煮熟后加入冬瓜煮10分钟，调入冰糖溶化即可食用。

功效：清热利尿，健脾祛湿，生津止渴。适用于小儿湿疹、肥胖等症。

（2~6岁）

香菜拌茄子

材料：嫩茄子400克，香菜10克，香油、花椒、盐、蒜末、酱油、醋各适量。

做法：茄子去皮，切片，撒盐，捞出蒸熟，晾凉，油锅烧热，加香油、花椒炸香，倒小碗内，放酱油、醋、盐、蒜末，浇茄片上；撒香菜段。

功效：清热解表，消肿利尿，健脾和胃。适用于小儿食欲不振、腹胀等症。

（6岁以后）

莲藕绿豆猪骨汤

材料：莲藕1根，猪脊骨200克，绿豆35克，盐适量。

做法：绿豆泡1小时；莲藕去皮，切片；藕片焯烫2分钟；猪脊骨洗净斩块，入沸水锅焯透；所有材料放入瓦煲，加水，大火煮沸后转小火煲1小时，加盐调味。

功效：清热祛暑，健脾益胃。适用于小儿暑热烦躁，不思饮食，消化不良。

（6岁以后）

秋季补充水分，防秋燥

由于秋季气候干燥，孩子皮肤娇嫩，加上肾脏对尿液的浓缩功能较差，通过皮肤、肺和肾脏丢失的水分会更多，因此出现秋燥的情况比较常见，如皮肤干燥、嘴唇干裂、咽喉干燥、鼻燥出血、大便干结等症状，有的还表现为鼻塞、口干、频繁清嗓等症。另外，秋季也是肠道传染病的高发季节，如霍乱、伤寒、痢疾等。

秋季气候干燥，宝宝易患病

"秋主收"。秋季气候整体呈干燥特点，是一个由炎热潮湿向寒冷少雨过渡的季节。"一场秋雨一场寒"，秋季气温多变，昼夜温差也较大，此时身体虚弱的人容易患病或旧病复发，因此被称为"多事之秋"。儿童体质较弱，免疫功能尚未完善，更应注意秋季保健。

妈妈早护理，宝宝不生病

预防秋燥

秋季气候干燥，小儿容易产生口干、咽干、便干、皮肤干等"秋燥"症状。因此预防秋燥是秋季保健的重要原则，秋季室内要保持一定的湿度，可以使用加湿器或室内养鱼养花，同时重视补充机体水分，多喝水，多食新鲜水果、蔬菜。洗漱时应避免用碱性肥皂，洗漱后应及时选用合适的护肤品保护皮肤，避免儿童经常用舌舔舐口唇。

调理饮食

秋季饮食应以"减辛增酸，滋阴润肺"为原则。少吃辛辣刺激食品及动物肝脏，多吃一些滋阴润肺的食物，如雪梨、百合、番茄等时令瓜果和新鲜蔬菜，对护肝益肺大有好处。

坚持运动，增强抵抗力

秋季是运动锻炼的好时机，要遵循"春捂秋冻"和"耐寒锻炼从秋始"的规律，注意随气温的变化选择衣物，参加体育锻炼，但儿童不宜像年轻人那样进行剧烈运动，以免过度消耗体力，耗伤阴津，只要身有微热、小汗即可，只要坚持不懈，便可增强体质，提高对气候变化的适应能力，减少发病的机会。

一周食材推荐搭配

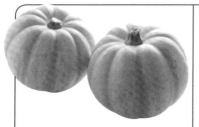

南瓜 + 蜂蜜 蒸熟

南瓜 + 小米 煮粥

南瓜 + 面粉 + 白糖 做软煎饼

周一　　　　　　　　　　　　　　　　**南瓜**

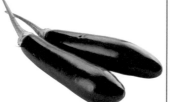

茄子 蒸熟，适合 10 个月以上宝宝

茄子 + 番茄 炒菜

周二　　　　　　　　　　　　　　　　**茄子**

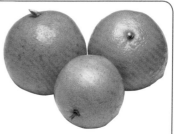

橙子 榨汁过滤，可作为辅食

橙子 + 蜂蜜 煮水

橙子 + 草莓 榨汁

周三　　　　　　　　　　　　　　　　**橙子**

百合 + 银耳 煎水，适合婴幼儿

百合 + 雪梨 + 白糖 蒸熟

百合 + 杏仁 + 粳米 煮粥

周四　　　　　　　　　　　　　　　　**百合**

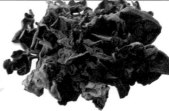

木耳 煮羹，适合婴幼儿

木耳 + 红枣 + 姜 煮水

木耳 + 白菜 炒菜

周五　　　　　　　　　　　　　　　　**木耳**

宝宝秋季宜吃食物

秋季气候干燥，也是肠道传染病的高发期。秋季各种蔬果较其他季节丰富，可以增加给宝宝食用的应季蔬果种类，如茄子、南瓜等。多吃雪梨、百合等润肺食物；同时也可以吃一些像木耳这样的润肠通便食物，以预防肠道疾病。

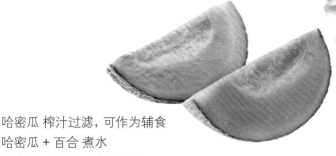

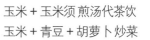

哈密瓜 榨汁过滤，可作为辅食

哈密瓜 + 百合 煮水

哈密瓜 + 葡萄 + 牛奶 榨汁

周六　　　　　　　　　　　　　　　　**哈密瓜**

玉米 + 玉米须 煎汤代茶饮

玉米 + 青豆 胡萝卜炒菜

玉米 + 粳米 煮粥

周日　　　　　　　　　　　　　　　　**玉米**

这样吃！宝宝秋季不生病

秋天瓜果较多，父母应控制孩子进食，注意饮食清洁，不吃生冷食物和剩饭、剩菜，防止宝宝腹泻。另外，玩具应定期消毒，同时应帮助孩子养成饭前便后洗手的好习惯，防止病从口入。不宜吃辛味或过咸、过甜和烧烤类的食物。

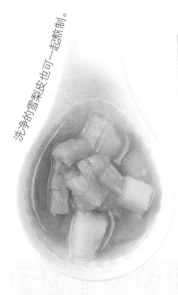

洗净的雪梨皮也可一起熬制。

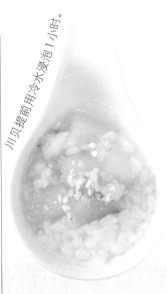

川贝提前用冷水浸泡1小时。

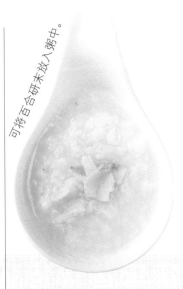

可将百合研末放入粥中。

枇杷雪梨汁

材料：枇杷150克，雪梨200克，蜂蜜适量。

做法：将雪梨去皮、核，切块；再将枇杷果肉与雪梨拌匀，加适量水上锅煮15分钟，调入蜂蜜即可。

功效：清肺润肺、生津止渴、止咳化痰。适用于小儿肺热咳嗽。

川贝冰糖雪梨粥

材料：川贝母15克，雪梨1个，粳米50克，冰糖适量。

做法：将川贝母碾碎，雪梨去皮切丁，与粳米共同煮成粥，加入冰糖即可。

功效：滋阴润肺，止咳化痰。适用于久咳多痰、痰黏不易咳出等症。

百合粳米粥

材料：百合30克，粳米50克，冰糖适量。

做法：百合提前浸泡，将粳米洗净后与百合一同置于锅中，加入适量水用大火煮沸后，再改用小火熬煮至米熟粥成，加冰糖。

功效：润肺止咳、生津除烦。适用于肺炎后期或阴虚咳嗽等症。

(6个月～2岁)　　(2～6岁)　　(2～6岁)

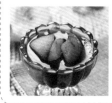

🔆 这样做：全家都爱吃

给宝宝做饮品时，剩下的雪梨，可以做一道红酒雪梨，既美味又能润燥。

雪梨切片；锅中倒水，煮沸后倒入红酒、白糖和雪梨，再次开锅后转小火炖 15 分钟，全部盛出后放凉，放入冰箱冷藏 6 小时即可。

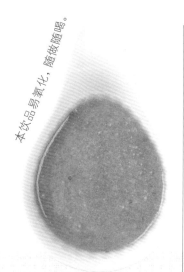

本饮品易氧化，随做随喝。

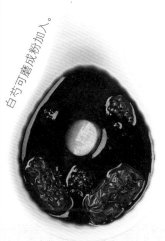

白芍可磨成粉加入。

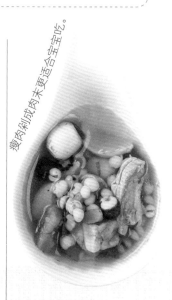

瘦肉剁成肉末更适合宝宝吃。

苹果蜂蜜饮

材料： 苹果 300 克，胡萝卜 150 克，蜂蜜适量。

做法： 将苹果、胡萝卜洗净切成小块，一同放入果汁机内榨汁，再加凉开水与蜂蜜调味即可。

功效： 益胃生津，理气化痰。适用于小儿咳嗽、轻度腹泻或便秘等症。

桑葚红枣汤

材料： 桑葚 15 克，白芍 8 克，红枣 3~5 颗。

做法： 桑葚、红枣洗净，红枣去核，与白芍一起放入锅中，加水共煲，大火煮沸后，改为小火 3 分钟即可。

功效： 滋阴补血，柔肝养肝。适用于小儿贫血、小儿抽动障碍、阴虚咳嗽等症。

清补瘦肉汤

材料： 瘦肉 250 克，薏米 10 克，莲子、百合、玉竹、芡实各 5 克，淮山药 20 克，盐适量。

做法： 瘦肉氽 5 分钟，取出洗净；洗净全部配料，锅内加水煲滚，放入全部材料，煲 3 小时，汤成加盐。

功效： 祛湿开胃，除痰健肺。适用于小儿身体瘦弱，体弱倦怠，咳喘痰多。

（2~6 岁）　　（6 岁以后）　　（6 岁以后）

冬季饮食热而不过，防感冒

冬季寒冷干燥，湿度较低，呼吸道适应能力减弱，容易导致细菌、病毒的感染，发生呼吸道疾病，如感冒、支气管炎、水痘等。另外，寒冷的气候，使得血管收缩，表皮血液循环减弱，对皮肤的营养供给相对减少，加上冬季干燥、风大等因素，皮肤经常会变得粗糙，皮肤瘙痒症亦经常发生。

冬季寒冷干燥，宝宝易患病

"冬主藏"，冬天是万物收敛、蛰伏的季节。其气候特点为多寒，且受强冷空气的影响，气温骤降。中医认为，此时寒邪强盛，易伤及人体阳气，因此，冬季养生重在滋补。

妈妈早护理，宝宝不生病

多补充热源性食物

冬季天气寒冷，小儿需要的能量和热量也相应增加，因此应多补充产热营养素，如碳水化合物、脂肪、蛋白质等，以提高机体对低温的耐受力。

减少病源感染机会

冬季是呼吸道传染病流行的季节，家长应尽量避免带孩子去人多拥挤的公共场所，如电影院、超市、聚会场所、商场等。注意督促孩子养成良好的卫生习惯，如不乱碰脏东西，勤洗手等，防止病从口入。

注意保暖，合理穿衣

冬日寒潮多，气温变化大，宝宝易着凉、感冒，常会引起许多疾病，如肺炎、心肌炎、急性肾炎，因此冬季要给宝宝保暖，合理穿衣，注意增减。

一周食材推荐搭配

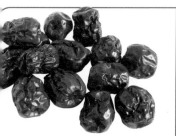

红枣+姜 煮水
红枣+芹菜 煮汤
红枣+荞麦+桂圆 煮粥

周一 红枣

甘蔗+白萝卜 榨汁过滤
甘蔗+莲藕 榨汁
甘蔗+山药 煮汤

周二 甘蔗

芹菜+水 榨汁过滤
芹菜+粳米+葱白 煮粥
芹菜+香菜+鸡蛋 煮汤

周三 芹菜

荸荠+蜂蜜 榨汁过滤
荸荠+香菇+豆腐+盐 煮汤
荸荠+莲藕+雪梨 榨汁

周四 荸荠

白萝卜+冰糖 煎水，适合婴幼儿
白萝卜+豆腐+香菜 煮汤
白萝卜+粳米+盐 煮粥

周五 白萝卜

宝宝冬季宜吃食物

冬季天气寒冷，可以多给宝宝吃一些提供能量的食物，以滋补为主。红枣能滋阴补血；甘蔗糖分高，能补充能量；荸荠有抑菌作用；芡实能补肾除湿；芹菜、白萝卜、白菜更是冬季餐桌上的家常菜，营养丰富。

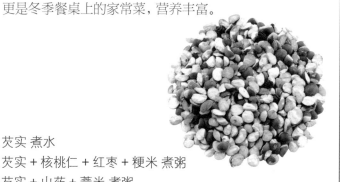

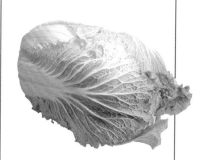

芡实 煮水
芡实+核桃仁+红枣+粳米 煮粥
芡实+山药+薏米 煮粥

周六 芡实

白菜+白萝卜 榨汁过滤，适合婴幼儿
带根白菜+姜+葱白 煮汤
白菜+枸杞子+盐 炒菜

周日 白菜

这样吃！宝宝冬季不生病

冬季宜吃温热和易消化的食物，如羊肉、牛肉、南瓜粥、核桃粥等，
不宜吃较硬和生冷的食物。

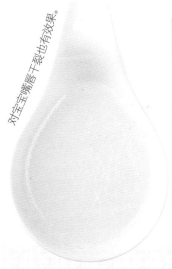

对宝宝嘴唇干裂也有效果。

白萝卜蜂蜜汁

材料： 白萝卜100克，蜂蜜适量。

做法： 先将白萝卜洗净后切成小块，然后用榨汁机榨取白萝卜汁，置于碗中加入蜂蜜搅匀，上锅隔水蒸熟即可。

功效： 消积化痰、润燥止咳。适用于小儿咳嗽痰多或小儿厌食症伴有脘腹胀痛等症。

（3岁以后）

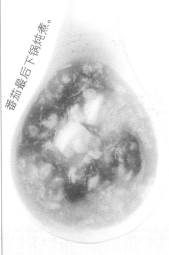

番茄最后下锅炖煮。

番茄山药粥

材料： 山药、粳米各30克，番茄1个，莱菔子15克，山楂20克，盐适量。

做法： 材料洗净；莱菔子入锅翻炒片刻；山药去皮切块，番茄捣烂；炒莱菔子和山楂放布包煎煮30分钟，取药汁与山药、番茄、粳米小火煨煮至稠粥状，加盐。

功效： 健脾开胃，利水止泻。适用于小儿消化不良性腹泻。

（6个月~2岁）

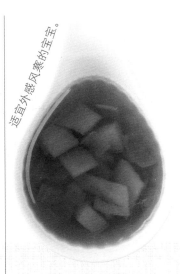

适宜外感风寒的宝宝。

生姜葱白红糖饮

材料： 生姜5~10克，葱白3~5根，红糖适量。

做法： 将生姜、葱白分别洗净与红糖一同置于锅中，加入适量水煎沸5分钟即可。

功效： 辛散风寒、发汗解表。适用于小儿发热初起或小儿外感初期。

（6个月~2岁）

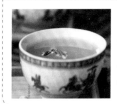

这样做：全家都爱吃

给宝宝做莲子时要把莲子心剔除，不过莲子心能养心健脑，清心热。大人可以泡茶饮用。

莲心茶偶尔喝一喝是可以的，不建议长期饮用，也不要过量饮用。

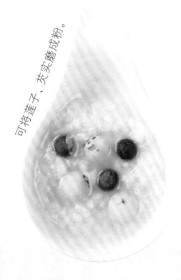

可将莲子、芡实磨成粉。

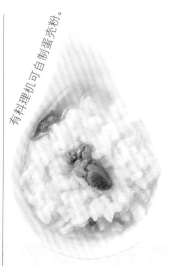

有料理机可自制蛋壳粉。

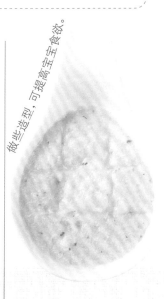

做些造型，可提高宝宝食欲。

芡实莲子粥

材料： 芡实 30 克，莲子肉、糯米各 25 克，冰糖适量。

做法： 糯米洗净，莲子去心；芡实置于砂锅，加水煮 30 分钟，去芡实；将莲子放入药汁中熬煮至熟，放糯米，煮至糯米熟烂成粥，加冰糖。

功效： 养心益脾，固精益肾。适用于小儿体弱、消化不良、食少泄泻等症。

羊肉蛋壳粳米粥

材料： 羊肉、粳米各 50 克，蛋壳粉 15 克，葱花、姜末、盐各适量。

做法： 将羊肉洗净，切片；粳米洗净，加水煮至粥将熟时，放入羊肉片、葱花和姜末，煮至羊肉熟透成粥，最后加入蛋壳粉和盐拌匀，略煮片刻即可。

功效： 强身补钙，健脾和胃，补益气血。

莲肉糕

材料： 莲子肉、糯米各 200 克，茯苓（去皮）100 克，白糖适量。

做法： 将莲子肉、糯米炒香，和茯苓共碾为细末，加入适量白糖，一同压匀，再加适量水使之成泥状，蒸熟，待冷后压平切块即可。

功效： 健脾和胃，涩肠止泻。适用于小儿脾气亏虚型贫血、病后体虚、泄泻等症。

(2~6 岁) (6 岁以后) (6 岁以后)

附录：儿童食疗常用食材性味功效

谷物

粳米

性味归经：味甘，性平。入脾、胃、肺经。

功效主治：有补中益气，除烦渴，止泻痢之功。主治脾胃虚弱、食少纳呆、倦怠乏力、心烦口渴、腹泻痢疾、咳嗽气喘。

荞麦

性味归经：味甘，性凉。入脾、胃、大肠经。

功效主治：有健脾益气，开胃宽肠，消食化滞之功。现代药理研究显示荞麦还具有抗菌、消炎、止咳、平喘、祛痰的作用。主治肠胃积滞、慢性泄泻、痢疾、咳嗽等疾病。

小麦

性味归经：味甘，性凉。入心、脾、肾经。

功效主治：有养心，益肾，和血，健脾之功。此外还有除烦、止渴、利尿、润肺的作用。主治烦热、泻痢、厌食、水肿、外伤出血、烫伤等疾病。

薏米

性味归经：味甘，性淡，微寒。入脾、胃、肺、大肠经。

功效主治：有利水渗湿，健脾止泻，除痹，清热排脓之功。主治水肿、脚气、小便淋漓，湿温病、泄泻等。

大豆

性味归经：味甘，性平。入脾、胃、大肠经。

功效主治：有宽中导滞，健脾利水，解毒消肿，利肠催乳之功。主治食积泻痢、腹胀消瘦、疮痈肿毒、脾虚水肿、贫血萎黄等。

黑豆

性味归经：味甘，性平。入脾、肾经。

功效主治：有健脾益肾，活血利水，祛风解毒，养肝明目之功。常用于水肿胀满、黄疸水肿、遗尿盗汗、风痹痉挛、口噤、婴儿湿疹及耳鸣、耳聋等。

红豆

性味归经：味甘，酸，性微寒。入心、小肠经。

功效主治：有利水消肿退黄，清热解毒排脓，宽肠理气之功。常用于水肿、黄疸、脚气、淋证、小便不利、疟腮、肠痈、痔疮便血、热毒疮肿、丹毒等。

绿豆

性味归经：味甘，性寒。入心、肝、胃经。

功效主治：有清热解毒，消暑利水，止渴除烦之功。常用于暑热烦渴、感冒发热、霍乱吐泻、痰热哮喘、头痛目赤、水肿尿少、风疹、食物及药物中毒等。

糯米

性味归经：味甘，性微温。入脾、胃、肺经。

功效主治：有补中益气，健脾止泻，缩尿敛汗之功。常用于虚劳不足、胃痛、脾虚泻痢、消渴、自汗、鼻衄、痈疽疮毒等。

浮小麦

性味归经：味甘，性凉。入心经。

功效主治：有益气阴，除虚热，养心止汗之功。主治阴虚发热、自汗、盗汗等。

蔬菜

冬瓜

性味归经： 味甘、淡，性微寒。入肺、大肠、小肠、膀胱经。

功效主治： 有利尿消肿，清热化痰，除烦止咳之功。常用于水肿胀满、淋证、痰热咳喘、暑热烦闷、消渴、痈肿等。

黄瓜

性味归经： 味甘，性凉。入肺、脾、胃经。

功效主治： 有清热生津，利水消肿，清火解毒之功。常用于热病烦渴、小便短赤、水肿尿少、湿热泻痢、汗斑等。

茄子

性味归经： 味甘，性凉。入脾、胃、大肠经。

功效主治： 有清热，活血，消肿之功。常用于痰热咳嗽、热毒疮痈及痔疮出血等。

番茄

性味归经： 味酸、甘，性微寒。入肝、肺、胃经。

功效主治： 有生津止渴，健胃消食，养阴，凉血之功。常用于热病烦渴、食欲缺乏、肝阴不足、目昏眼干、阴虚血热、鼻衄及牙龈出血等。

白菜

性味归经： 味甘，性平。入胃经。

功效主治： 有通利肠胃，养胃和中，利小便之功。常用于烦热口渴、小便不利、消化不良、百日咳、口腔溃疡等。

芹菜

性味归经： 味辛、甘，性凉。入肺、胃经。

功效主治： 有清热透疹，平肝安神，凉血止血利尿，健胃之功。常用于麻疹初期、肝阳上亢、失眠多梦、热淋、尿浊、疳腮等。

白萝卜

性味归经： 味辛、甘，性平。入脾、胃、肺、大肠经。

功效主治： 有消食，下气，化痰，止血，解渴，利尿之功。常用于消化不良、食积胀满、吞酸、吐食、腹泻、痢疾、便秘、痰热咳嗽、咽喉不利、咯血、吐血、便血、消渴、淋浊等。

胡萝卜

性味归经： 味甘、辛，性平。入脾、肝、肺经。

功效主治： 有健脾和中，滋肝明目，化痰止咳，清热解毒之功。常用于脾虚食少、体虚乏力、脘腹痛、泻痢、视物昏花、咳喘、百日咳、咽喉肿痛、麻疹、水痘、疖肿等。

莲藕

性味归经： 味甘，性寒。入心、肝、脾、胃经。

功效主治： 有清热生津，凉血，散瘀，止血之功。常用于热病烦渴、噎膈反胃、脾胃虚弱、消化不良、痢疾便血、衄血、吐血等。

山药

性味归经： 味甘，性平。入脾、肺、肾经。

功效主治： 有补脾，养肺，固肾，益精之功。常用于脾虚泄泻、食少水肿、肺虚咳喘、消渴、肾虚尿频等。

蘑菇

性味归经： 味甘，性微寒。入脾、胃、肺经。

功效主治： 有补气健脾，开胃消食，补血和血，舒筋活络，化痰理气，平肝降压，透发痘疹之功。常用于神倦乏力、纳呆纳差、饮食不消、贫血、筋骨疼痛、咳嗽痰多、胸膈满闷、痘疹透发不畅等。

水果

雪梨

性味归经：味甘、微酸，性凉。入肺、胃经。

功效主治：有生津解渴，止咳化痰，清热降火，养血生肌，润肺去燥之功。常用于热病伤津烦渴、消渴、热咳、燥咳、痰热惊狂、噎嗝、失声、目赤肿痛、消化不良、便秘等。

葡萄

性味归经：味甘、酸，性温。入肝、肺、肾经。

功效主治：有益气补血，醒脑养神，除烦解渴之功。常用于气血不足、头昏、心悸、四肢无力、烦渴等。

苹果

性味归经：味甘、酸，性平。入脾、肺经。

功效主治：有益胃，生津，除烦之功。常用于津少口渴、脾虚泄泻、食后腹胀等。

山楂

性味归经：味酸、甘，性温。入脾、胃、肝经。

功效主治：有消食健胃，行气消滞，活血止痛之功。常用于肉食积滞、胃脘胀满、邪痢腹痛、心腹刺痛、疝气疼痛、高脂血症等。

香蕉

性味归经：味甘，性寒。入脾、胃、大肠经。

功效主治：有生津止渴，润肺滑肠之功。常用于温热病、口烦渴、大便秘结、痔疮出血等。

草莓

性味归经：味甘、微酸，性凉。入脾、肺经。

功效主治：有清凉止咳，健胃消食之功。常用于口渴、食欲缺乏、消化不良等。

菠萝

性味归经：味甘、微酸，性平。入胃、肾经。

功效主治：有止渴解烦，醒酒益气之功。常用于消化不良、肠炎腹泻、伤暑、身热烦渴等症。

橙子

性味归经：味微酸，性凉。入胃、肺经。

功效主治：有理气宽胸，降逆和胃，解鱼蟹毒，消瘿肿之功。常用于恶心呕吐、胸闷腹胀、瘿瘤等。

坚果

板栗

性味归经：味甘、咸，性温。入脾、肾、胃经。

功效主治：有补肾强腰，益脾胃，止泻之功。常用于肾气虚亏、脾胃虚弱或脾肾阳虚、便溏腹泻、久泻不止或便血等。

核桃

性味归经：味甘，性温。入脾、肾、大肠经。

功效主治：有补气养血，温肺化痰，滋阴润肠，消肿解毒之功。常用于肾虚喘嗽、小便频数、皮肤湿疹、大便干结等。

花生

性味归经：味甘，性平。入脾、肺经。

功效主治：有补脾益气，润肺化痰，滑肠止血之功。常用于脾虚食少、消瘦乏力或小儿营养不良；久咳肺虚或肺痨咳嗽；脾气虚弱，脚气，步履沉重；大便燥结等。

黑芝麻

性味归经：味甘，性平。入肝、脾、肾经。

功效主治：有补益肝肾，养血益精，润肠通便之功。常用于肝肾不足所致的头晕耳鸣、腰膝痿软、大便秘结等。

肉蛋类

牛肉

性味归经：水牛肉味甘，性凉。黄牛肉味甘，性温。入脾、胃经。

功效主治：有补脾胃，益气血，强筋骨之功。常用于脾胃虚弱、气血不足、虚劳羸瘦、腰膝酸软、吐泻、痞积、水肿等。

猪肉

性味归经：味甘、咸，性微寒。入脾、胃、肾经。

功效主治：有补肾滋阴，润燥，益气养血，消肿之功。常用于肾虚羸瘦、血燥津枯、燥咳、消渴、便秘、虚肿等。

羊肉

性味归经：味甘，性热。入脾、胃、肾经。

功效主治：有健脾温中，补肾壮阳，益气养血之功。常用于脾胃虚寒、纳少反胃、气血亏虚、虚劳羸瘦、肾阳亏虚、腰膝酸软、寒疝等。

鸡肉

性味归经：味甘，性温。入脾、胃经。

功效主治：有温中健脾，益气养血，补肾填髓之功。常用于病后调补、脾胃虚弱、气血不足等证。但余邪未清者不宜用。

鸡蛋

性味归经：味甘，性平。入肺、脾、肾。

功效主治：有滋阴润燥，养血安胎之功。常用于病后体虚、食少纳呆、营养不良、失眠烦躁、心悸、肺胃阴伤、失音咽痛或呃逆等。

鸭蛋

性味归经：味甘，性凉。入脾、肺经。

功效主治：有滋阴平肝，清肺止咳，止泻之功。常用于阴虚肺燥，咳嗽少痰，咽干，便干，胸膈结热，肝火上炎所致的头痛、眩晕、咽喉疼痛、齿痛等。

带鱼

性味归经：味甘、咸，性平。入脾、肝、胃经。

功效主治：有补虚，解毒，止血，暖胃，补气，养血之功。常用于病后体虚、疮疖痈肿、外伤出血，适宜久病体虚、血虚头晕、气短乏力、营养不良、皮肤干燥等。

海虾

性味归经：味甘、咸，性温。

功效主治：有补肾，补益脾胃之功。身体虚弱及需病后调养的人适合食用。

淡水虾

性味归经：味甘，性微温。入肝、胃、肾经。

功效主治：有托毒之功。常用于麻疹透发不畅、阴疽、丹毒等。

图书在版编目（CIP）数据

儿童营养食疗餐 / 崔霞著 . -- 南京：江苏凤凰科学技术
出版社，2018.1
（汉竹·健康爱家系列）
ISBN 978-7-5537-8503-5

Ⅰ.①儿… Ⅱ.①崔… Ⅲ.①小儿疾病 - 食物疗法
Ⅳ.① R247.1

中国版本图书馆 CIP 数据核字 (2017) 第 166843 号

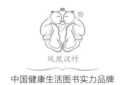

中国健康生活图书实力品牌

儿童营养食疗餐

著　　者	崔　霞
责 任 编 辑	刘玉锋　张晓凤
特 邀 编 辑	尤竞爽　杨晓晔　张　瑜
责 任 校 对	郝慧华
责 任 监 制	曹叶平　方　晨

出 版 发 行	江苏凤凰科学技术出版社
出版社地址	南京市湖南路 1 号 A 楼，邮编：210009
出版社网址	http://www.pspress.cn
印　　刷	南京新世纪联盟印务有限公司

开　　本	720 mm × 1 000 mm　1/16
印　　张	13
字　　数	100 000
版　　次	2018 年 1 月第 1 版
印　　次	2018 年 1 月第 1 次印刷

标 准 书 号	ISBN 978-7-5537-8503-5
定　　价	49.80 元

图书如有印装质量问题，可向我社出版科调换。